Dʳ J.-S. DAURIAC

ANCIEN INTERNE DES HÔPITAUX DE PARIS
CHIRURGIEN DU CENTRE DES PSEUDARTHROSES
A L'HOPITAL MILITAIRE BÉGIN

CHIRURGIE RÉPARATRICE

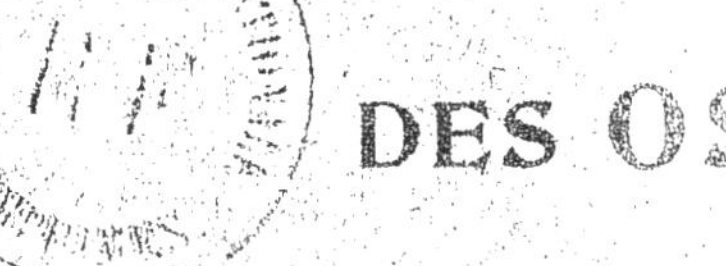

DES OS

GREFFES OSSEUSES ET MEMBRES BALLANTS

THE GALIGNANI LIBRARY

English, American and French Booksellers

224, Rue de Rivoli

PARIS

CHIRURGIE RÉPARATRICE DES OS

GREFFES OSSEUSES ET MEMBRES BALLANTS

Dr J.-S. DAURIAC

ANCIEN INTERNE DES HÔPITAUX DE PARIS
CHIRURGIEN DU CENTRE DES PSEUDARTHROSES
A L'HOPITAL MILITAIRE BÉGIN

CHIRURGIE RÉPARATRICE

DES OS

GREFFES OSSEUSES ET MEMBRES BALLANTS

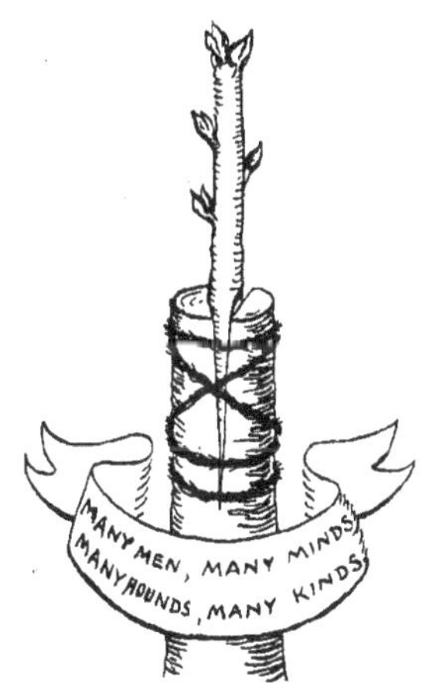

THE GALIGNANI LIBRARY

English, American and French Booksellers

224, Rue de Rivoli

PARIS

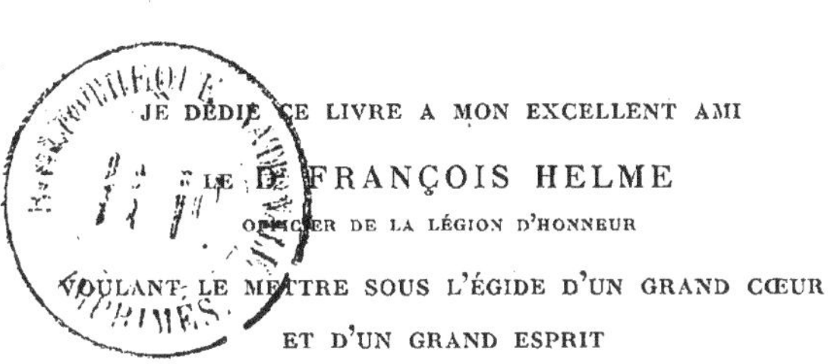

JE DÉDIE CE LIVRE A MON EXCELLENT AMI

FRANÇOIS HELME

OFFICIER DE LA LÉGION D'HONNEUR

VOULANT LE METTRE SOUS L'ÉGIDE D'UN GRAND CŒUR

ET D'UN GRAND ESPRIT

et à

FRED. H. ALBEE

PROFESSOR OF ORTHOPEDIC SURGERY
AT THE NEW-YORK POST-GRADUATE MEDICAL SCHOOL

EN TÉMOIGNAGE DE PROFONDE ADMIRATION

J.-S. DAURIAC.

PRÉFACE

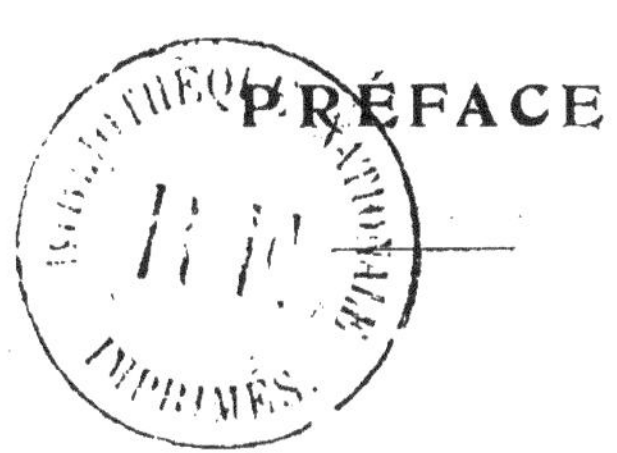

Ce livre a été écrit pour faire connaître et vulgariser la méthode de greffe osseuse (*inlay graft*) du Professeur Fred. H. Albee, qui permet de réparer presque à coup sûr les pseudarthroses les plus étendues, et de combler avec des résultats constants, pour ainsi dire, les pertes de substance osseuse des membres et de la mâchoire.

Cela, je ne crains pas de l'affirmer.

Je n'ai pu donner à ce livre toute l'étendue que j'aurais désiré lui attribuer et j'ai dû renoncer à publier mes nombreuses observations de pseudarthroses guéries, ainsi qu'à reproduire mes radiographies en séries, nettement démonstratives, pour causes de difficultés matérielles.

J'espère pouvoir faire paraître ultérieurement la partie relative aux résultats de mes opérations qui se chiffrent par centaines.

Dans la dernière lettre qu'il m'a fait l'honneur de m'écrire, et qui date du 17 décembre 1919, Fred. H. Albee m'annonce l'envoi du dernier livre qu'il vient de faire paraître : *Orthopedic and reconstruction Surgery*.

Cet ouvrage est autrement plus important et plus complet que son *Bone graft Surgery* qui a vu le jour en 1915.

J'ai l'intention, avec son autorisation, de donner très rapidement une édition française de cette œuvre capitale.

Dans cette même lettre, Fred. H. Albee m'écrit ceci que je crois devoir citer : « Pendant mon récent séjour en France, j'ai été fort étonné d'apprendre que bien des chirurgiens avaient repris l'emploi de l'ancienne greffe ostéo-périostée. Moi, je tiens cette greffe pour absolument insuffisante dans tous les cas, surtout dans la pseudarthrose et dans la restauration de la mâchoire. De plus, lorsque j'assistai au Congrès de l'Association Orthopédique française, j'ai eu la stupéfaction d'entendre un chirurgien dire qu'il n'avait jamais vu réussir de greffe osseuse dans la pseudarthrose. »

Je partage cette stupéfaction d'Albee. Je suis aussi de son avis en ce qui concerne l'emploi des greffes ostéo-périostées.

Celles-ci peuvent être employées comme adjuvant de la greffe totale d'Albee. Mais seule cette greffe totale est efficace et fondamentale.

Les succès à peu près constants que j'obtiens dans le traitement des pseudarthroses, par le moyen de la greffe d'Albee, viennent à l'appui de la manière de voir du Professeur de New-York.

Fred. H. Albee m'annonce en dernier lieu qu'il vient de réaliser une « fracture opérative table » qui est une table d'Hawley perfectionnée.

La table d'Hawley, quels que soient ses mérites, ne permet que des positions assez limitées pour les membres inférieurs, tandis que la nouvelle table d'Albee permet de réaliser des positions extrêmement variées et étendues. Mais le plus grand avantage de la nouvelle table, c'est qu'elle donne au chirurgien le moyen de maintenir en tension les membres supérieurs dans n'importe quelle position, pendant l'opération aussi bien que pendant l'application de l'appareil plâtré.

Je n'ai pu décrire et représenter dans mon livre le nouvel appareil plâtré pour immobiliser l'humérus greffé que je viens d'imaginer, et qui, aux yeux de tous les chirurgiens qui l'ont vu, constitue un réel progrès sur tous les autres appareils.

J'espère pouvoir bientôt montrer aux chirurgiens que la question intéresse, la nouvelle table d'Albee, ainsi que les instruments les plus récents qui s'adaptent sur son moteur.

Je tiens à insister sur la merveilleuse commodité de l'instrumentation électrique du chirurgien de New-York.

Je crois qu'en suivant à la lettre la technique indiquée dans le livre que je viens d'écrire, on obtiendra des résultats pour ainsi dire constamment favorables.

Je ne saurais assez protester contre l'emploi des greffons morts

qui sont empruntés à des pièces de squelettes provenant des amphithéâtres d'anatomie. Le greffon vivant, pris sur le sujet en instance
de greffe, offre seul toutes les garanties de sécurité, et avec lui, le
succès de la greffe peut être considéré comme certain.

Je tiens, en terminant, à remercier ici publiquement, M. le
Médecin Inspecteur général Rouget, directeur du Service de Santé
du Gouvernement militaire de Paris, ainsi que M. le Médecin Principal Cadiot, Sous-Directeur de ce même service, pour la bienveil-
lance qu'ils ont bien voulu me témoigner en toutes occasions. Je
me permets de les assurer de ma reconnaissance et de mon profond
respect.

Que mon cher ami le Docteur André Pollet, qui m'a aidé à
mettre au point cet ouvrage, accepte l'expression de mon inaltérable et profonde affection. Il a été pour moi le collaborateur le
plus précieux et l'ami le plus sûr (1).

Dʳ J.-S. Dauriac

23, rue de Bruxelles, Paris

(1) Je viens de recevoir un travail très important de Fred. Albee, que je ne
puis, à mon grand regret, reproduire ni même analyser. Ce travail, intitulé
Studies in bone growth, est d'ordre expérimental. Il enregistre les résultats obtenus sur des animaux placés en pseudarthroses, à la suite des injections interstitielles faites avec un sérum ayant pour but de stimuler l'ostéogénèse.

Je donnerai dans quelque temps les résultats des expériences personnelles
que je vais immédiatement entreprendre avec le sérum d'Albee.

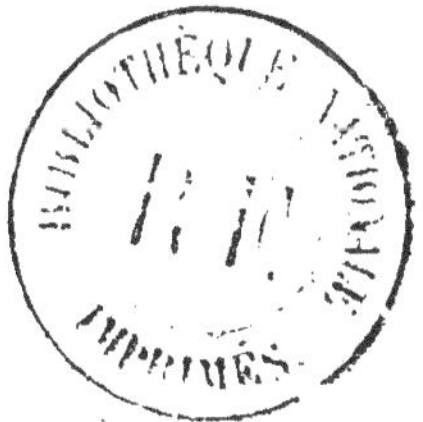

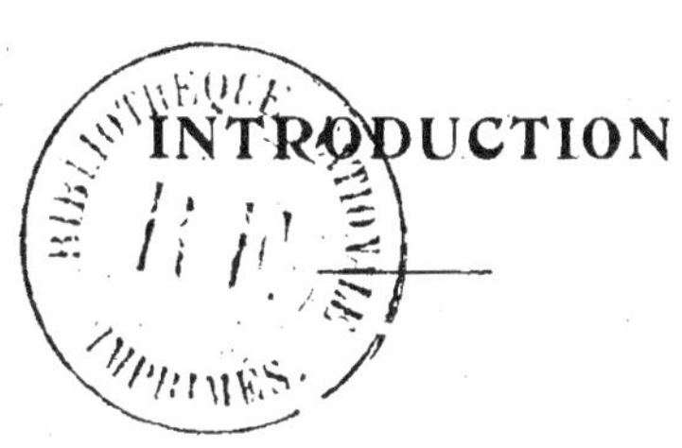

INTRODUCTION

La cessation des hostilités laisse à la chirurgie la lourde tâche de liquider une grande quantité de malfaçons et de séquelles de guerre, vis-à-vis desquelles il semblerait qu'elle doive se trouver impuissante.

Il n'en est rien, et la nécessité a su imposer à l'ingéniosité des chirurgiens la création de procédés nouveaux, si bien que l'on peut dire aujourd'hui que l'on se trouve en mesure de porter remède à des infirmités qui avaient pu passer, d'abord, pour définitives.

Telle est la grande tâche de demain, tâche d'une importance sociale considérable en même temps qu'humaine, et qui vaut qu'on s'y dévoue avec passion, comme à la poursuite de l'idéal le plus élevé.

Il existe à l'heure actuelle plus de 30.000 blessés que l'on croyait devoir ranger dans la catégorie des incurables et pour lesquels la guérison s'offre possible, dans le plus grand nombre des cas.

On a pu dire avec raison que la France avait gagné la guerre avec ses blessés récupérés : rien n'est plus exact. Ceux qui ont présidé, pendant la durée des hostilités, aux destinées de grands services de chirurgie, ont vu passer et repasser entre leurs mains les mêmes hommes blessés et reblessés, qui, à peine guéris, ressaisissaient leurs armes et repartaient au combat.

On ne saurait trop honorer ces héros indomptables, dont on peut dire pour le moins qu'ils ont tenu jusqu'à complet épuisement de leurs forces.

Il importe maintenant que la France triomphe dans la paix et refasse sa vie nationale avec ses enfants meurtris, et que tout soit mis en œuvre pour transformer en hommes valides ces soi-disant incurables.

Je crois ne rien avancer de paradoxal, en disant qu'on peut mesurer la valeur du personnel chirurgical d'un pays d'après le nombre des amputations qu'il a pratiquées pendant la campagne. La valeur d'une chirurgie est en raison inverse du nombre des amputés qu'elle laisse derrière elle, à la conclusion de la paix.

De ce point de vue, les amputations faites en Allemagne battent certainement tous les records, à l'exception de celles faites en Russie, où leur nombre dépasse toute imagination.

En France, les amputations, il faut bien le reconnaître, ont été beaucoup trop nombreuses, surtout aux débuts des hostilités.

Il est vrai qu'il est beaucoup plus facile de supprimer un membre que de le conserver, et surtout de le restaurer. Là est le fin du fin dans l'art, et il appartient désormais à la science et à l'habileté françaises de démontrer leur maîtrise en procédant à la réfection de toute une catégorie de déformations des membres, considérées à tort comme au-dessus des ressources de l'art.

Je veux parler des grands fracas du squelette des membres.

Il apparaît bien que le moment soit venu de faire un bilan et d'établir que c'est du côté de ces grands traumatismes osseux que la chirurgie a éprouvé le plus de mécomptes et réalisé le plus grand nombre de malfaçons.

J'ai dit que l'on pouvait évaluer à plus de 30.000 le nombre des blessés de guerre porteurs de pareilles lésions.

Ces hommes, après avoir séjourné des années ou des mois dans certains hôpitaux, sont pour la plupart cicatrisés, mais leurs infirmités sont telles, qu'ils traînent après eux des membres inutilisables, ballants, raccourcis ou tellement déformés, qu'ils ne sauraient leur rendre aucun service, et qu'ils semblent voués soit aux béquilles pour la vie, soit à l'amputation qui les libérera.

Les commissions de réforme sont encombrées de ces infirmes et celles qui sont chargées de statuer sur leur sort leur attribuent les pensions auxquelles ils ont droit.

Une fois leurs pensions réglées, ces hommes traîneront dans la vie civile le fardeau d'une existence pénible, avec la compensation d'une indemnité pécuniaire forcément mesquine.

Et pourtant, l'appât de cette pension, celui de la médaille militaire et des émoluments qu'elle comporte, font que beaucoup de ces blessés hésitent à se faire encore une fois opérer.

Ils ont assisté à tant de tentatives inutiles, qu'ils ont perdu la foi et qu'ils proclament la faillite de la chirurgie. Dans l'incertitude où ils sont de leur guérison, ils préfèrent rester avec leur infirmité qui leur assure des rentes, ou consentent à se séparer d'un membre gênant, en se disant que médaille et pension leur seront en fin de compte acquises.

La nature humaine est ainsi faite que des hommes ne balancent pas à choisir entre une mutilation avec quelques centaines de francs assurées jusqu'à la fin de leur vie, et une opération qui peut les guérir mais après laquelle ils croient qu'il n'y aurait plus ni médaille, ni petites rentes.

Il est donc nécessaire d'envisager la question de ce point de vue bien terre à terre.

Pour décider les blessés que je vise à se faire soigner, il est de toute nécessité d'assurer leur sort et de leur donner la tranquillité la plus complète.

Dans cette intention, on les fera passer devant des commissions qui s'occuperont d'évaluer leurs infirmités et qui leur attribueront les pensions qu'elles comportent. On leur fournira l'assurance que la décision prise à leur égard est irrévocable et que, quoi qu'il arrive, leurs rentes leur sont définitivement acquises. Puis on leur dira : « Maintenant, allez vous faire opérer par les chirurgiens qui peuvent vous guérir, et pour lesquels nous avons créé des services spéciaux. Malgré que vous soyez redevenus des civils, ces services vous sont ouverts dans des hôpitaux militaires. Vous y trouverez probablement la guérison. Vous êtes actuellement des infirmes, pensionnés comme tels ; si vous guérissez, vous resterez pensionnés, mais votre activité retrouvée vous mettra en mesure de rembourser indirectement l'Etat par le moyen de votre production. N'ayez aucun scrupule, l'Etat y trouvera son compte. »

Telle est la marche à suivre.

Cette façon de procéder répond entièrement aux vues de la Direction du Service de Santé, qui verra aussitôt affluer la catégorie de blessés dont je parle, en quête d'une opération restauratrice. Ces hommes cesseront de se dissimuler, comme ils le font aujourd'hui, rassurés qu'ils seront sur leur sort matériel.

L'Etat trouvera un immense bénéfice dans la récupération du travail productif d'une infinité de malheureux condamnés à l'inactivité, et malgré les pensions qu'il sera obligé de leur payer, le bénéfice final sera de son côté.

CHIRURGIE RÉPARATRICE DES OS

GREFFES OSSEUSES
ET MEMBRES BALLANTS

CHAPITRE PREMIER

Pseudarthroses et Membres ballants

Il y a beaucoup d'imprécision dans les termes que nous employons pour désigner les cas de fractures non consolidées ou incomplètement consolidées. Nous disons tantôt qu'il s'agit d'un cas de réunion fibreuse, d'un cas de consolidation retardée, d'un cas de défaut de consolidation, d'un cas de pseudarthrose.

Cela tient à ce que nous n'avons que des notions incertaines sur le temps exigé pour la réparation intégrale d'une fracture, et ce temps est très variable suivant les cas. La plupart du temps, il nous est impossible de dire d'une façon précise où en est, à un moment donné, le processus de réparation.

Ce processus débute toujours par l'établissement d'un tractus fibreux qui s'étend entre les deux os et les réunit. L'anomalie consiste dans le défaut d'ossification de ce tissu fibreux, ou dans son ossification incomplète.

En fin de compte, l'ossification est toujours possible, même après un retard de deux mois. Il ne s'agit plus alors que d'un retard dans la consolidation.

Si, après des mois, on n'a plus l'espoir de voir le cal fibreux s'ossifier, on peut dire qu'on se trouve en présence d'un cas de consolidation défaillante ou d'un défaut vrai de consolidation.

Quant au terme « pseudarthrose », il signifie à la lettre « fausse articulation ».

On devrait réserver ce mot pour désigner les cas, infiniment rares, où l'on rencontre entre les deux fragments osseux non consolidés les éléments d'une nouvelle articulation, tels que : surfaces polies et recouvertes d'un néo-cartilage, capsule fibreuse, synoviale articulaire.

Mais, en réalité, le mot pseudarthrose est employé pour indiquer le défaut de réunion entre deux os.

Tandis que le retard de consolidation est une chose fréquente, le manque véritable de consolidation constitue une rareté ; quant à la pseudarthrose vraie, elle peut être considérée comme une exception dans la rareté.

Il serait préférable de réserver le nom de membres ballants aux membres non consolidés, sans entrer dans le détail des nuances qui peuvent exister entre les divers degrés de la non consolidation.

Je n'insisterai pas sur les causes productrices de membres ballants : elles sont d'ordre général et d'ordre local.

Tout le monde sait l'influence qu'exerce l'existence d'une maladie générale sur les réparations osseuses.

Je citerai la syphilis, les altérations de la santé dues à la grossesse, à la lactation prolongée, la misère physiologique, les infections aiguës, le scorbut, le diabète, la goutte, le rhumatisme chronique, l'alcoolisme, l'ostéomalacie, le tabes, la syringomyélie, le cancer.

La grippe joue un rôle très important dans cet ordre d'idées. J'ai vu chez un de mes opérés pour tibia ballant, parfaitement consolidé, et marchant depuis plus de six mois sans l'aide de canne, la mobilité reparaître à la suite d'une atteinte très grave de grippe extrêmement sévère.

Mais il existe d'autres causes qui n'ont pas encore, que je sache, été mises en lumière avant la communication que j'ai faite le 8 octobre 1919, à la réunion tenue au Val-de-Grâce, par les chirurgiens chefs de service de centres de réparations osseuses.

Chacun de nous a été frappé du nombre considérable de pseudarthroses, ou plutôt de membres ballants, qui se sont produits au cours de la grande guerre.

Les statistiques du Sous-Secrétariat d'Etat évaluent leur nombre à 15.000.

La première idée qui vient à l'esprit est de mettre leur fréquence sur le compte de l'infection et de la suppuration prolongée, habituelles aux fracas de guerre.

Infection et suppuration jouent, de toute évidence, un rôle prépondérant dans l'établissement des membres ballants.

Mais les membres ballants ne se sont pas installés uniquement sur des membres frappés de fractures comminutives.

J'ai réuni, pour mon compte, quatorze observations de membres ballants survenus à la suite de fractures simples. Ces observations concernent toutes des sujets n'ayant pas atteint 40 ans et aptes, par conséquent, aux réparations normales.

Il y a donc autre chose.

D'après ce que j'ai pu voir au front, pendant 35 mois, et aussi à l'arrière, dans les services de fractures et de pseudarthroses qui m'ont été confiés, j'ai acquis la conviction que la formation de pseudarthroses, chez des soldats vigoureux, appartenant presque tous au service armé, devait être mise sur le compte d'une intoxication profonde, due à l'alimentation à laquelle ont été soumises nos troupes pendant la campagne.

On peut dire, sans être taxé d'exagération, que l'alimentation du troupier et aussi celle des officiers a été exclusivement carnée.

Pendant leur séjour aux armées, cultivateurs, ouvriers, petits employés, ont pris des habitudes carnivores. A chaque repas, ils absorbaient de la viande fraîche ou frigorifiée, des conserves de viande, plus ou moins riche en toxines, et c'est à grand'peine qu'on leur faisait accepter des légumes, d'ailleurs rares et distribués avec parcimonie.

La bidoche, la barbaque, le frigo, le singe étaient les mets favoris de nos poilus, et pour ce qui est des pâtes, du riz, des haricots, des lentilles, ils n'en voulaient pas.

Les distributions ne comprenaient pour ainsi dire jamais de légumes verts, de fruits, de marmelades ou de confitures, très en faveur, par contre, chez nos alliés les Anglais.

Ajoutez à cette surabondance de viande, une consommation exagérée de vin et d'alcool, malgré son interdiction, et vous aurez les éléments d'une intoxication quotidienne, dont les effets se sont fait sentir sur l'organisme tout entier et en particulier sur le squelette.

De cette intoxication, les hommes démobilisés ne se sont pas encore débarrassés, et je soigne actuellement deux sujets chez lesquels son influence est manifeste.

Une deuxième cause de non consolidation est la suivante :

On sait le rôle important que joue l'influx nerveux dans les réparations.

Il faut bien admettre que le système nerveux de tous les combattants de la grande guerre a été soumis aux plus dures épreuves, et a subi une dépression considérable.

Comment expliquer autrement l'apparition de cette « vague de paresse » qui s'étend sur l'humanité tout entière ?

Du fait des bombardements incessants et effroyables, répétés pendant des années, sous lesquels ont vécu nos soldats, avec l'idée de la mort qui les frôlait sans cesse, leurs réactions nerveuses se sont affaiblies à force d'être sollicitées violemment. Avec l'habitude prise de vivre au jour le jour, ou plutôt d'instant en instant, on finit par devenir indifférent à tout. On tombe insensiblement dans un état de résignation qui devient de la passivité, de l'atonie. On n'entend plus les obus éclater, on suit un chemin sans s'en détourner, alors que la prudence vous commanderait d'en prendre un autre, parce que ce chemin est le plus court, malgré qu'il soit le plus exposé.

Le plus léger effort devient une charge. On cesse de penser, de se préoccuper du sort des êtres chers qui vivent au loin, et dont le souci, dans les premiers temps, vous empêchait de dormir... On est dans la main de Dieu !

Si l'on est blessé, on dit presque tant mieux, car l'hôpital, c'est la sortie de l'Enfer.

De tels blessés, apportés sur la table d'opération, sentent à peine la souffrance. Ils restent des journées entières muets dans leurs lits, sans souvenirs, sans joies comme sans craintes. Ils ne songent même pas à vous narrer leurs exploits et c'est souvent leur infirmière qui pense pour eux à avertir leurs familles.

Ces blessés inertes, sans réactions, sans défenses nerveuses, profondément déprimés, tout au moins dans les premiers temps, sont peu aptes aux grandes réparations, comme celles qu'exigent les fracas du squelette.

Et je pense que ce défaut de réaction chez des blessés, intoxiqués par ailleurs, du fait d'une alimentation exclusivement carnée, jette un jour singulier sur la fréquence anormale des défauts de consolidation du squelette chez des hommes en pleine vigueur, qui, *a priori*, devraient pouvoir faire aisément les réparations habituelles.

Les causes locales qui peuvent produire des membres ballants sont tout aussi importantes, sinon plus, que les causes d'ordre général.

La plus commune de ces causes locales est, comme tout le monde sait, le défaut de réduction des fractures et le défaut de coaptation de leurs fragments les uns par rapport aux autres. Une autre cause se trouve dans l'interposition musculaire, tendineuse ou aponévrotique, qui peut se faire entre les bouts confrontés. Dans les fractures compliquées, on peut incriminer l'état d'infection du foyer de fracture et sa suppuration prolongée, et aussi l'existence de parcelles d'os nécrosées siégeant sur les extrémités des fragments.

L'immobilisation imparfaite d'une fracture est encore la cause la plus fréquente de toutes les causes locales.

Elle comprend les cas où il y a eu contention insuffisante des bouts fracturés, usage prématuré du membre et mise en œuvre de moyens destinés à mobiliser ce membre passivement. Je crois que les méthodes de mobilisation précoce des fractures, qui attachent peu d'importance à l'appareillage, et préconisent par-dessus tout le massage, ont des effets désastreux.

Dans les cas de consolidation retardée à la partie moyenne ou au tiers inférieur de l'humérus, ou bien dans l'extrémité inférieure de la diaphyse fémorale, la négligence qu'on a pu apporter à immobiliser le genou ou le coude est une cause extrêmement fréquente.

Malgré tout, il arrive bien souvent que le retard et même le défaut de consolidation peuvent survenir sans qu'il soit possible de trouver à cela une cause locale ou générale.

Moindre est le déplacement primitif, plus exacte la réduction, et plus complète l'immobilisation, plus faible sera la réaction locale et plus réduit sera le cal.

En somme, il peut arriver que pour une cause mystérieuse et qui nous échappe, alors que conditions générales et conditions locales sont également favorables, la réaction, c'est-à-dire l'hyperhémie ou l'exagération du processus local nutritif, puisse être trop légère pour suffire à la réparation ; mais cette constatation ne nous explique pas pourquoi la réaction de réparation sera suffisante dans un cas, insuffisante dans un autre, alors que ces deux cas apparaissent comme identiques.

Lewis A. Stimson (1) a vu dans quelques cas de fractures comminutives du tiers inférieur de la jambe et du bras, sur lesquelles, dans un délai de deux à trois mois, il fut obligé d'intervenir pour découvrir le foyer de fracture et enlever des séquelles, un fragment supérieur richement irrigué alors que le fragment inférieur était pâle et recouvert de granulations chétives. Cette apparence ferait penser que la blessure de l'artère nourricière de l'os rendait insuffisante la nutrition du bout qui en était le plus éloigné. De sorte que la blessure de l'artère nourricière pouvait être considérée comme la cause principale d'une réunion retardée.

Voici ce que dit encore Stimson, dont l'autorité est considérable quand il s'agit de fractures : « Dans la jambe et dans l'avant-bras se trouvent réunies des conditions qui ne se rencontrent pas dans les régions où il n'y a qu'un seul os. Par exemple, le péroné sert d'attelle, et lorsque la perte de substance osseuse est importante dans le tibia, et laisse ses fragments séparés par un large intervalle occupé par des bourgeonnements, il se peut que l'ossification qui fait suite ne soit pas assez active pour s'étendre d'un fragment à l'autre. Si l'os était unique, il ne semblerait pas déraisonnable de supposer que les fragments seraient portés à la rencontre l'un de l'autre, par la contraction musculaire, et que les bourgeons seraient stimulés par la pression exercée ; mais là où est le péroné, les fragments tibiaux restent éloignés l'un de l'autre.

Les défauts de consolidation par manque d'innervation ont été mis en lumière à diverses reprises. Ils surviennent quand les nerfs trophiques ou les nerfs centraux d'un membre sont lésés. La paralysie motrice ou sensorielle, sans blessure des nerfs trophiques, ne peut pas retarder la consolidation.

Boynaud a réuni six cas de défaut de consolidation de fracture de la jambe avec paraplégie due à une lésion de la moelle au niveau ou au-dessous des dernières vertèbres dorsales, tandis que dans d'autres cas, où la paralysie était incomplète, ou bien où la colonne vertébrale était intéressée beaucoup plus haut, la consolidation se fit.

Stimson insiste avec juste raison sur l'influence que l'air exerce sur les fragments dans les fractures exposées : il a observé une hyperhémie marquée et un ramollissement de l'os, sous l'influence atmosphérique, et consécutivement un retard notable de la consolidation, alors même que les fragments étaient exactement coaptés (2).

(1) Lewis A. Stimson, *A practical treatise on fractures and dislocations* (Seventh Edition, 1912).

(2) *A Study of the causes of delayed union and non union in fractures of the long bones*, by William Laurence Ester. Jr., M. D. of Bethlehem. (*Annals of Surgery*, january 1920.) Dans ce travail, le plus récent sur les causes des pseudarthroses, j'ai en vain cherché un aperçu nouveau. L'auteur s'y livre à une énumération consciencieuse des causes habituelles des pseudarthroses.

Je me permettrai d'insister sur la valeur d'une cause d'ordre local, que je crois bien avoir été le premier à signaler en 1919.

D'autres que moi, et en particulier M. le professeur Delorme, ont été frappés de l'étendue de la déminéralisation des éléments du squelette interrompus par la fracture. Mais tous ont attiré l'attention sur cette ostéoporose, sans pouvoir l'expliquer autrement que par des défaillances dans l'irrigation sanguine ou nerveuse des segments fracturés, ou que par l'infection et la suppuration. L'ostéoporose se voit dans les fractures aussi bien ouvertes que fermées.

Il résulte de mes observations et de mes réflexions, que l'on peut essayer d'une explication inédite de ces phénomènes de déminéralisation, qui rendent les os fracturés transparents sur les épreuves, mous au toucher, effilés et taillés en pointe, à la vue.

Voici mon explication :

Dans tout os long, à l'état normal, règne une force considérable, qui s'exerce suivant le grand axe de cet os. Cette force tend à télescoper l'os, à l'emboutir, à rapprocher ses épiphyses l'une de l'autre, du fait de l'action des muscles qui s'y appliquent.

L'os est organisé et construit pour faire obstacle à cette force, contre laquelle il lutte perpétuellement.

Si la diaphyse d'un os long est si robuste, si son tissu est si compact, si sa structure est si bien établie pour résister aux pressions, c'est qu'elle a à lutter contre cette pression incessante, et à s'opposer au rapprochement de ses épiphyses.

Lorsque la fracture se produit en éclair, la force dont je viens de parler disparaît tout à coup, et elle ne se traduit plus que par le chevauchement des bouts fracturés et les difficultés qu'elle oppose à la réduction. Ce chevauchement est bien la dernière manifestation de cette force expirante.

Désormais, l'os étant interrompu, le repos commence pour lui. Ses éléments devenus passifs vont entrer en sommeil. Les cellules cessent de se montrer actives, et il n'est plus besoin du ciment calcaire qui les infiltrait, et qui faisait de l'organisation délicate de l'os et de ses éléments histologiques enrobés, une pièce comparable à une colonne en ciment armé.

L'os s'adapte à son nouvel état : il n'a plus cure de s'organiser pour la résistance à une pression disparue. Il se décalcifie, devient mou et laisse apparaître sa fine structure intime. Il finit par devenir spongieux et gonflé de sucs.

Telle une dent saine, mise tout à coup en présence du vide laissé par la dent opposée que vient d'extraire le dentiste, ne servant plus désormais à la mastication, entre en sommeil, se décalcifie et finit pas se nécroser, tout cela parce qu'elle n'a plus de travail à fournir et parce qu'elle rencontre le vide dans ses tentatives d'opposition.

La fonction crée l'organe, a-t-on dit. On pourrait ajouter : *l'organe disparaît avec la fonction.*

Mais si la fracture est promptement réduite et ses fragments coaptés, la force que je signalais tout à l'heure s'exerce à nouveau et reprend ses droits. L'os n'a pas le temps d'entrer en sommeil, de se déminéraliser, et le travail de sa réparation commence aussitôt.

De ce qui précède, je dégagerai une application qui intéresse directement la technique des greffes osseuses. Une des conditions capitales, à mes yeux, pour qu'une greffe réussisse, parmi tant d'autres conditions, c'est qu'il ne faut pas placer ces greffes comme une frêle passerelle jetée entre deux os. Il est indispensable que le greffon soit un peu plus long que l'espace à combler entre les deux bouts fracturés, afin d'être introduit en force entre ces deux bouts.

Le greffon installé de cette manière agira à la façon d'un arc-boutant, tendant à écarter les deux fragments osseux l'un de l'autre.

De la sorte, il se substituera véritablement à la partie d'os déficiante. Il la remplacera littéralement, puisqu'il aura à supporter dans le sens longitudinal la même pression axiale qui supportait l'élément primitif disparu de l'os. Par le fait de cette pression, il s'organisera, s'adaptera, de façon à acquérir la résistance, la forme, la consistance et les dimensions de l'os qu'il est appelé à remplacer.

Il obéira désormais à la loi de Wolff et sera modelé par elle (1).

Pour me résumer, à la fin de ce chapitre, je dirai que j'envisage principalement comme causes productrices de membres ballants si nombreux en cette fin de guerre : 1° La dépression nerveuse et l'affaiblissement des réactions du système nerveux chez des hommes intoxiqués ; 2° d'autre part, par une alimentation exclusivement carnée et aussi par l'abus du vin et de l'alcool.

Je vois enfin, dans la rupture brutale d'un segment osseux, la disparition de la force dynamique qui agit dans le sens de l'axe longitudinal de cet os. Du fait de la disparition instantanée de cette force axiale, l'os entre en sommeil et se déminéralise. Telle est évidemment la cause réelle de la déminéralisation qui s'exerce dans un os fracturé. Cette explication, je le répète, est inédite et m'est personnelle.

Je ne prétends pas supprimer les autres causes générales ou locales qu'on a invoquées pour expliquer la production des membres ballants.

J'engagerai vivement, au contraire, les chirurgiens à faire examiner les urines de leurs patients, à soumettre leur sang à la réaction de Wassermann, et agir en conséquence, d'après les résultats obtenus.

De même, je recommanderai une réduction attentive des fractures, une coaptation minutieuse des fragments et une contention efficace de la réduction.

(1) J.-S. Dauriac. *Bulletin de l'Académie de Médecine.* Séance du 4 novembre 1919.

CHAPITRE DEUXIÈME

———

Le Traitement des Membres ballants

Nous passerons d'abord en revue, de façon rapide, les moyens employés d'habitude pour obtenir la guérison des pseudarthroses ou des membres ballants.

En présence d'un défaut de consolidation avéré, lorsqu'on n'aura plus rien à espérer de l'immobilisation, le chirurgien pensera à d'autres moyens.

Il combattra, bien entendu, toute cause de dénutrition ou de débilitation, inaugurera le règne de l'asepsie intestinale, combattra la syphilis, le paludisme, en un mot s'efforcera d'instaurer un état général favorable aux réparations.

On peut pendant un certain temps, tout en laissant le malade dans son appareil d'immobilisation, lui faire prendre des bains de soleil, de lumière, le soumettre au massage local léger, ou bien provoquer de l'hyperhémie de la région suivant la méthode préconisée par Bier.

Certains ont usé des injections interstitielles de préparations iodées, de chlorure de zinc. Je ne m'attarderai pas sur ces moyens (1).

On peut encore conseiller la marche avec le port simultané d'un appareil de marche, dont le meilleur est celui du professeur Delbet. L'irritation causée pendant la marche, par la friction des fragments l'un contre l'autre, suffit quelquefois pour réveiller le pouvoir ostéogénétique de l'os. Je crois plutôt que l'os, étant replacé en conditions de pression axiale, s'adapte à pouvoir fonctionner, se renforce et se minéralise, ceci en accord avec la théorie toute personnelle que j'ai émise plus haut.

Si ces moyens échouent, on pourra aborder directement la pseudar-

(1) J'expérimente en ce moment le procédé d'Albee qui se propose de favoriser l'ostéogénèse dans les foyers pseudarthrosés par injections directes d'un sérum spécial et dont je viens de recevoir la formule et le mode de préparation (14 janvier 1920).

throse, aviver les bouts fracturés et transformer la fracture ancienne en une fracture fraîche que l'on traitera par l'immobilisation.

On peut suturer les fragments l'un à l'autre, comme le font beaucoup de chirurgiens.

C'est dans ces cas qu'on faisait intervenir les moyens de contention qui semblaient en rapport avec la force de l'os et les difficultés de la réduction, fils métalliques, d'argent ou de bronze, — plaques spéciales de Lane, fixées au moyen de vis enfoncées dans le tissu osseux, agrafes métalliques, etc.

Mais toute cette chirurgie des moyens métalliques a fait faillite. Il faut le proclamer hardiment. Le métal irrite l'os, les vis métalliques ne tardent pas à prendre du jeu du fait de l'ostéite qui s'organise tout autour d'elles, le corps étranger n'est pas toléré et il s'élimine seul au milieu du pus, ou bien on est obligé de procéder à son extraction.

Je crois cependant qu'il faut faire une exception vis-à-vis d'un métal particulier, l'aluminium, que j'ai eu l'occasion d'employer par trois fois à titre de contention, et qui, à ma grande surprise, a été parfaitement toléré.

Une première fois, et alors que j'étais en 1916, chirurgien chef du Centre hospitalier de Remiremont à la VII⁰ Armée, je me trouvais à l'hôpital Marion, en présence d'un homme qui, étant tombé d'une certaine hauteur sur la plante des pieds, en position de genoux demi-fléchis, eut de chaque côté un éclatement du plateau tibial. Les deux moitiés du plateau tibial s'écartèrent l'une de l'autre, comme si un coin avait pénétré entre elles, pour fendre le tibia de haut en bas, à la manière d'une bûche. Ce coin était, en l'espèce, le condyle externe du fémur.

J'étais fort embarrassé pour porter remède à cet éclatement de la tête du tibia, lorsque j'eus l'idée d'entourer l'épiphyse supérieure de l'os, en passant au-dessous du ligament rotulien, et comme on le voit, par conséquent, le plus haut possible, d'une jarretière faite de cet aluminium flexible anglais, essentiellement malléable, qu'emploie Sir Fred. Trèves pour confectionner certains appareils à fractures. Je laissai les deux bouts de ma jarretière d'aluminium se terminer en crochets à une certaine distance l'un de l'autre, et je m'efforçai de rapprocher ces bouts par la torsion vigoureuse d'une anse de gros fil de bronze par le moyen de laquelle je les avais réunis. Au fur et à mesure que la torsion s'effectuait, les bouts se rapprochaient, la jarretière se rétrécissait et les deux fragments éclatés venaient peu à peu l'un contre l'autre (1).

J'arrivai de la sorte à une réduction fort satisfaisante. J'enlevai finalement le fil de bronze qui avait servi au rapprochement, mais j'abandonnai la jarretière d'aluminium contre le plateau tibial qu'elle entourait complètement.

Ce corps étranger, très volumineux, ne produisit aucune réaction. Il

(1) Cette opération a été faite avec l'assistance de mon ami le docteur A. Pollet, dont je devrais citer le nom à chaque page tant notre collaboration a été constante et intime.

resta sous mes yeux pendant cinq mois au contact de l'os du malade, sans qu'on pût soupçonner sa présence, et je n'eus jamais à intervenir du fait d'une suppuration si minime qu'elle soit. Le malade, évacué dans le midi, a peut-être encore sa jarretière d'aluminium contre son tibia.

Dans un autre cas, dans mon service de fractures de l'hôpital Lakanal, j'eus à intervenir dans une fracture extrêmement grave du maxillaire inférieur, siégeant d'un côté sur la branche montante, de l'autre partant de l'angle du maxillaire pour s'étendre obliquement de bas en haut et d'arrière en avant sur la branche horizontale, et aboutissant en dernier ressort entre la canine et la première incisive. La table externe de l'os était éclatée comme une assiette de porcelaine et je retirai bon nombre d'esquilles plates qui laissèrent à découvert quelques racines dentaires. La dentition du blessé était déplorable. Les conditions d'une infection probable du foyer de fracture étaient donc réunies.

Dans l'impossibilité de trouver des moyens de contention, je façonnai moi-même des petites attelles métalliques découpées dans mon aluminium flexible, attelles qui se moulaient merveilleusement sur les fragments à contenir. Je fixai ces attelles avec ce que j'avais, des vis en acier doré.

La réduction fut parfaite. Il n'y eut aucune suppuration et l'aluminium ne révéla sa présence par aucune réaction. Néanmoins, au bout de trois mois je dus le retirer, du fait des vis métalliques qui avaient foiré et provoqué de l'ostéite locale là où elles avaient été implantées.

J'ai formé le dessein de faire fabriquer des vis d'aluminium que j'installerai, après leur avoir ménagé leur lit dans l'os, au moyen d'un perforateur d'acier ayant un pas de vis analogue au leur.

Ceci se passait en 1917.

Au moment même où j'écris (octobre 1919), j'ai en traitement dans mon service de greffes osseuses de l'Hôpital militaire Begin, un homme porteur d'une fracture rigoureusement médiane, du maxillaire inférieur. J'ai réduit cette fracture, puis je l'ai maintenue au moyen d'une de mes attelles en aluminium flexible, disposée en fer à cheval et embrassant exactement la convexité antérieure du maxillaire au niveau du menton.

N'ayant pas encore de vis d'aluminium, j'ai eu recours aux vis dorées qui s'élimineront. Mais depuis un mois que l'opération est faite (octobre 1919), la plaque d'aluminium est parfaitement tolérée.

L'homme parle sans embarras, et mastique suffisamment.

Voilà donc un corps métallique, l'aluminium, qui semble ne pas provoquer autour de lui d'ostéite réactionnelle et qui paraît bien supporté par les os au contact desquels on le fixe.

J'ai fait part des remarques que j'avais faites sur la tolérance de l'os à l'égard de mon aluminium flexible, qui est certainement un alliage, à la réunion tenue au Val-de-Grâce le 8 octobre 1919 sous la présidence du médecin inspecteur Toubert, en présence du médecin inspecteur général Sieur, des professeurs Broca et Delagenière, et des principaux chirurgiens chargés des services de séquelles osseuses.

Or, le vendredi 10 octobre, le directeur de la pharmacie Leclerc me signalait un fil métallique d'une certaine composition, qui serait parfaitement toléré par le tissu osseux, ainsi que le démontrent des préparations exposées au Congrès de chirurgie.

Ce fil étiqueté, gros câble et petit câble, vendu en tubes stérilisés, est, paraît-il, un alliage. Je me propose d'essayer ce câble, fabriqué par la pharmacie Leclerc, au cours de ma première opération de greffe osseuse (1).

En tous cas, ma remarque sur l'aluminium et les observations des chirurgiens qui ont fait fabriquer le câble Leclerc, sont absolument concordantes, et nos deux voies, la leur et la mienne, ont fini par se rencontrer, quoique prenant leurs points de départ en des contrées ignorées des uns et des autres.

Je reviendrai sur cette question, au moment où j'étudierai les moyens de contention à employer dans les opérations de greffe et de fractures.

Les procédés de traitement des pseudarthroses que je viens d'esquisser n'ont donné que des résultats assez décevants. Les succès obtenus à de rares intervalles ne sont pas assez nombreux pour contre-balancer les déceptions et les insuccès opératoires.

Je n'insisterai pas davantage sur ces méthodes. Le traitement vraiment moderne des membres ballants et pseudarthroses, est tout autre.

Il est fondé sur la possibilité reconnue de refaire de l'os nouveau, dans une grande proportion par l'emploi de greffes osseuses.

Deux cas peuvent se présenter : 1° la pseudarthrose est serrée et les fragments osseux qui la constituent sont séparés par un faible écart ; 2° une vaste perte de substance sépare l'une de l'autre les deux extrémités de l'os fracturé.

Dans le premier cas, si rien ne s'y oppose, on pourra rapprocher les deux fragments au prix d'un léger raccourcissement. La chose ne sera possible ni à l'avant-bras, ni à la jambe si le deuxième os est intact.

Dans le deuxième cas, il y aura un vaste intervalle à combler, et il ne faudra pas se livrer à des manœuvres de rapprochement, ou à des résections de l'os solidaire formant attelle. Il est possible de combler la perte de substance par de l'os de néo-formation, et j'ai réussi à refaire la totalité de la diaphyse humérale, chez un soldat qui se sert bien de son bras qui n'est nullement raccourci.

---

(1) Ce câble de fils d'acier que je viens d'employer dans plusieurs cas, ne me paraît pas mettre les os à l'abri de l'ostéite réactionnelle. Mes radiographies sont très nettes à cet égard, et j'ai dû enlever le câble en question chez tous les opérés vis-à-vis desquels je l'avais utilisé. Ce câble est fait de brins de fil d'acier fins.

Je cherche à faire fabriquer du câble d'aluminium.

Dans les deux cas, on lancera entre les deux fragments osseux un pont formé d'un greffon emprunté à la crête tibiale. Ce greffon sera suffisamment long pour dépasser largement, en haut et en bas, la zone des extrémités dégénérées de la pseudarthrose et pour s'appuyer par ses extrémités sur de l'os sain.

Le vide restant sera comblé par des lamelles minces d'os périosté, de l'épaisseur d'une fine carte à jouer, parfaitement modelables, et que l'on applique contre l'os avivé, de façon à former autour du vide de la pseudarthrose une sorte de virole continue, formée d'os périosté, et s'appuyant en haut et en bas sur de l'os sain avivé, avec qui elle ne tarde pas à faire corps.

Voici la vue d'ensemble du procédé, qui est, on le voit, une association de la greffe d'Albee et de la greffe ostéo-périostée de Delagenière (1).

Pour ne pas laisser de vide à l'intérieur de la virole ostéo-périostée, on se trouvera bien de combler ce vide avec des pelotons de catgut, ou mieux par la substance gélatineuse qui se produit lorsqu'on immerge pendant quelques instants dans l'eau le catgut stérile retiré de son tube plein d'alcool absolu.

L'idée d'utiliser cette pâte de catgut pour combler le vide en dessous de la virole et entre les éléments pseudarthrosés, m'a été donnée par le professeur Broca, à la réunion des chirurgiens spécialisés dans les réparations osseuses, au Val-de-Grâce.

---

(1) Il est bien entendu que j'attribue le seul rôle important au greffon total d'Albee, comprenant toutes les couches de l'os. La greffe ostéo-périostée ne joue dans mes opérations qu'un rôle de remplissage. Elle est incapable de remettre l'os pseudarthrosé en pression.

CHAPITRE TROISIÈME

———

Détails sur la Technique des Opérations
de Greffes osseuses

Les réparations osseuses par greffe sont d'une exécution délicate, j'allais écrire difficile, et demandent un assez long apprentissage. Les opérations sont d'une durée assez longue, mais peuvent être singulièrement abrégées si l'on est complètement outillé et spécialement pour ce genre de chirurgie. Il suffit, pour se convaincre de la vérité de cette assertion, d'assister à une opération bien réglée. Beaucoup croient avoir fait des greffes osseuses, qui n'en ont exécuté que le simulacre (1).

Ce que j'ai dit dans un des chapitres précédents me dispense de répéter qu'on devra prêter la plus grande attention aux causes qui ont pu amener, chez le blessé que l'on se propose d'opérer, le retard ou la défaillance dans la consolidation.

Avant donc que d'opérer une pseudarthrose, on doit faire subir au sujet qui en est porteur une préparation attentive.

Nous considérerons d'abord le patient en instance de greffe.

Une analyse des urines et du sang sera d'abord faite. Puis, les radiographies en main, prises de face et de profil, on essaiera de se rendre compte de l'état des os, à proximité de la pseudarthrose, et sur toute leur étendue. La comparaison avec une épreuve prise sur le côté opposé permettra de se renseigner sur la densité du tissu osseux.

Il est capital que l'intestin et les glandes qui en sont tributaires soient dans un état de fonctionnement normal.

Il sera bon, avant que d'opérer, de soumettre pendant trois semaines le blessé en instance de réparation, à un régime végétarien-fruitarien, intégral, sans vin et sans alcool.

On ajoutera, pour changer la flore intestinale, la prise régulière, avant chaque repas, dans un verre d'eau, d'un demi-flacon de ferment

———

(1) Ce qui ne les empêche pas, d'ailleurs, de déclarer que les greffes osseuses ne prennent jamais.

lactique Fournier, présenté sous forme de culture liquide : Biolactyl Fournier.

Il suffit d'une vingtaine de flacons pour transformer complètement l'état de l'intestin, et supprimer toutes les fermentations putrides.

Il est inutile, pendant la période de préparation, de donner des médicaments soi-disant recalcifiants (1).

Il sera temps d'y songer lorsque, la greffe une fois établie, l'os aura été replacé dans les conditions de pression axiale où il peut se reminéraliser.

Cependant, si l'on tenait à établir le traitement de reminéralisation dès cette période, je conseillerai de s'adresser à la moelle osseuse.

La meilleure façon d'administrer ce produit consiste à le recueillir chaque jour, à l'état de fraîcheur, dans un os à moelle, os de bœuf, tel qu'en livrent les bouchers pour le pot-au-feu. On retire de l'os la valeur d'un gros marron de moelle crue, et on la fait directement absorber, dans cet état, par le malade.

S'il présente de la répugnance pour la moelle crue, on la lui donnera délayée dans du bouillon à peine tiède, ou masquée dans des confitures.

Comme préparation pharmaceutique, je conseillerai le sirop d'hypophosphite de chaux, dont la meilleure préparation que je connaisse est encore la vieille formule de Churchill. Sirop d'hypophosphite de chaux de Churchill, préparé par Swann (2).

Le blessé sera donc soumis au régime des fruits et des légumes pendant les trois semaines qui précéderont l'opération.

Au bout de ce temps, on ajoutera de la viande une fois par jour, en petite quantité.

On ne lui donnera dans cette seconde période que très peu de vin, et pas du tout d'alcool, ni de vins soi-disant fortifiants ou reconstituants !

Il faudra également se garder de présenter au malade en instance de greffe des légumes ou des fruits acides. Les oranges, le citron, les cerises aigres, le vinaigre, seront proscrits. Il n'usera jamais de charcuterie, de viandes de conserve, de gibier faisandé, etc., de fromages fermentés.

Il prendra en abondance des fruits neutres, des marmelades, des compotes, des confitures, mais non de groseilles.

On lui fera des frictions générales sur tout le corps avec de l'alcool, on l'exposera au soleil le plus souvent possible, et la fenêtre de sa chambre restera entr'ouverte jour et nuit.

Cette préparation une fois menée à bien, le blessé pourra être opéré.

J'ai dit qu'une intervention de l'ordre qui nous intéresse était généralement de longue durée. Une heure me paraît un minimum, y compris l'immobilisation dans un appareil plâtré convenable.

J'ai le moins souvent possible recours à l'anesthésie générale. Je

(1) Je fais une exception formelle pour les nouvelles injections locales interstitielles d'Albee, qui se font entre les os pseudarthrosés et tout autour de la greffe.
(2) Je recommanderai encore : l'usage de l'adrénaline.

ne la fais qu'à mon corps défendant, et seulement lorsqu'il ne m'est pas possible de faire autrement.

Lorsque la réparation doit porter sur le membre inférieur, je n'hésite pas à faire une rachi-novocaïnisation, ce qui me permet d'avoir mes deux membres inférieurs insensibles. Je peux réparer l'un des deux avec la greffe que je prélève sur le tibia du côté opposé.

Je fais ma ponction le plus bas possible, sur le rachis, je retire 2 c. c. ou 1 c. c. de liquide céphalo-rachidien et je lui substitue 2 ou 1 c. c. (cette dernière dose est la plupart du temps suffisante) d'une solution de novocaïne à quatre pour cent, sans adréaline (1).

La solution est stérilisée par tyndallisations successives en trois jours.

Lorsqu'il s'agit d'un membre supérieur à consolider, je procède par anesthésie régionale par infiltration débordant largement la zone opératoire, et je me sers d'une solution de novocaïne à un pour deux cents avec adrénaline. Cette solution, dite de Reclus, doit être stérilisée par tyndallisation. On peut également la préparer au moment même de s'en servir, et des dispositifs spéciaux, établis par certains pharmaciens, permettent de le faire.

Je recommande, avant tout, de ne se servir que de la novocaïne telle qu'on pouvait se la procurer avant la guerre sous l'étiquette « Novocaïne Creil », et telle que la fournissent, dans les hôpitaux militaires, les pharmaciens de ces établissements.

Je n'insisterai pas sur la technique de l'infiltration, qui est connue de tous et qui doit être faite par le chirurgien lui-même. On doit apporter tous ses soins à bien infiltrer le périoste et les tissus autour de l'os.

Lorsque j'ai à opérer sur un bras ou un avant-bras, j'infiltre soigneusement ma région, puis je procède de même autour d'un des tibias, de façon à pouvoir prélever sur la crête de cet os un greffon de 25 à 28 centimètres qui me sera nécessaire pour greffer celui des os du membre supérieur auquel j'aurai affaire.

Je ne saurai trop recommander, pour la technique des anesthésies régionales, la seringue de Pauchet, construite par Collin. Cette seringue est entièrement métallique. Elle est bien en main et l'on peut, avec le talon de la main, exercer une très forte pression sur le piston grâce aux ailettes métalliques qui permettent d'accrocher, avec l'extrémité de

(1) Les solutions de novocaïne surrénine et de novocaïne pure supportent l'autoclavage à 105°-110°, particulièrement les solutions faibles au 1/100e et au 1/200e, destinées à être rapidement consommées. Les solutions fortes, 1/5e, 1/10e, 1/20e, 1/50e, sont plus sensibles, il faut les stériliser par trois chauffages de deux heures chacun, à vingt-quatre heures d'intervalle, à 100° au bain-marie. Toutefois, la méthode de choix pour la stérilisation des solutions de novocaïne surrénine, surtout celles qui doivent être longtemps conservées, c'est la tyndallisation à 60°-65° (cinq chauffages de quatre heures chacun à vingt-quatre heures d'intervalle).

La dose maximum de novocaïne surrénine qui peut être injectée varie entre 0 gr. 50 et 1 gr. 25.

Je conseille à ce propos la lecture de : *Local and regional anesthesia*, by Caroll W. Allen M. D.

l'index et du médius, le corps de la seringue lui-même. De plus, le corps de pompe est d'un fort calibre, de sorte que la course du piston est très réduite, ce qui augmente la facilité du maniement. Autre avantage : l'embout sur lequel s'implante l'aiguille est, non pas central, mais bien latéral. Ce qui veut dire qu'il est situé sur la circonférence de terminaison du corps de pompe et non en son centre comme dans les seringues usuelles. Cette disposition permet de faire agir la seringue parallèlement, ou plutôt tangentiellement à la surface opératoire, et rend très facile l'injection dans l'épaisseur du derme. Les aiguilles longues ou courtes, en métal inaltérable, sont très solides, munies chacune d'un mandrin, et leur finesse est telle que la peau est transpercée facilement et sans que le patient accuse de la douleur.

Il est bon d'avoir sous la main un jeu de deux seringues, dont l'une est remplie par l'aide, tandis que le chirurgien vide l'autre.

Le blessé devra être soigneusement rasé avant l'opération, d'une part au niveau du champ opératoire, d'autre part au niveau d'un de ses tibias. Il ne faut pas craindre de raser la totalité de la jambe, car l'incision, pour prélever une greffe tibiale, doit partir de l'extrémité inférieure de la jambe, un peu au-dessus de l'articulation, pour remonter au niveau de la tubérosité tibiale.

Le blessé ainsi préparé sera installé sur la table d'opération.

Il est désirable qu'une salle consacrée à la chirurgie des os et des greffes soit une salle aseptique. Il faudra éviter d'y faire des opérations septiques.

Il est bon d'avoir, au-dessus de sa table, un puissant éclairage artificiel, afin d'être assuré d'une lumière suffisante par tous les temps.

La table d'opération pour la chirurgie des os, et en particulier pour les interventions sur les pseudarthroses et les membres raccourcis, joue un rôle prépondérant.

La meilleure table à fracture que je connaisse est la table d'Hawley (1), table américaine, construite par la Kny-Scheerer Corporation, de New-York, et dont quelques échantillons ont été importés en France pendant la guerre. Le malheur est que cette table est très difficile à avoir, et que son prix actuel est très élevé. Espérons que l'établissement de l'état de paix rendra plus facile son importation.

J'ai eu la bonne fortune, au moment même où je faisais toutes sortes de démarches pour me procurer une table d'Hawley, d'être nommé chirurgien du Centre de pseudarthroses et de réparations osseuses, créé pour moi à l'hôpital Bégin. Quelle ne fut pas ma surprise, en découvrant dans un coin de la salle d'opérations de cet hôpital, abandonnée et servant d'étagère, une véritable table du modèle d'Hawley.

Cette table avait été laissée à l'hôpital Bégin, après son départ, par

______

(1) Dans une lettre toute récente, Fred. Albee m'annonce qu'il vient de faire construire une nouvelle table à fracture bien supérieure à celle d'Hawley, permettant d'opérer avec la plus grande commodité les membres supérieurs. (*Lettre du 17 décembre 1919.*)

le Docteur Louis Bazy, qui l'avait fait construire lui-même par un
ouvrier serrurier en traitement dans son service de Bégin, alors qu'il
était chirurgien de cet hôpital.

La construction de cette table constitue un véritable tour de force
de la part de M. Bazy et de l'ouvrier serrurier qui l'a aidé. Elle est admi-
rablement comprise et possède sur la table d'Hawley de véritables avantages.

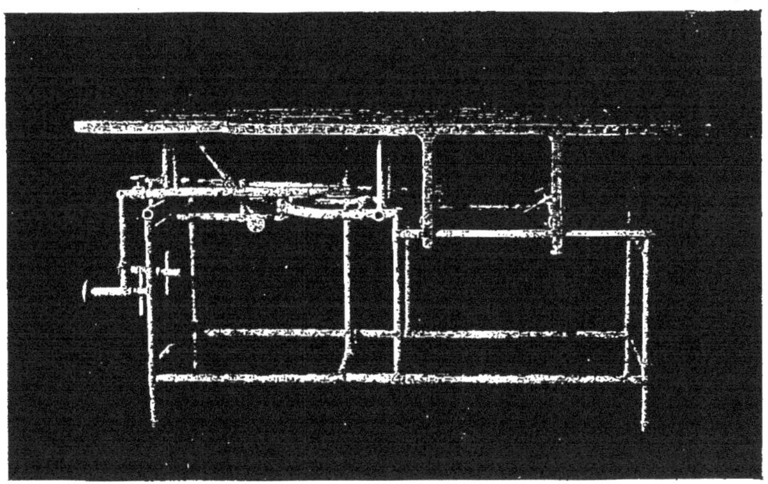

TABLE D'HAWLEY-LOUIS BAZY, DE L'HOPITAL BÉGIN.

Il me paraît utile de donner une description succincte de la table de
Louis Bazy, car elle doit, à mon avis, entrer dans l'arsenal de tout chirurgien qui s'occupe des os.

C'est d'abord une table à hauteur fixe. (Ce qui est un défaut.)

Elle est sectionnée en diverses parties en ce qui concerne son plateau.
D'abord, la partie où repose la tête peut se rabattre. Cette partie est solidaire avec un second segment sur lequel s'appuieront les régions thora-
ciques et lombaires.

Vient ensuite un troisième segment, subdivisé en deux segments dans
le sens longitudinal. C'est le segment dévolu aux membres inférieurs, et à
chacun de ces membres, de par sa subdivision.

Lorsque les trois segments du plateau sont à l'état normal, réunis
et assemblés de façon à former un plan rectangulaire horizontal continu,
on aperçoit, au niveau de la région sacrée, une surface en cœur de
carte à jouer, qui n'est autre qu'un pelvi-support. Ce pelvi-support est
fixe et ne peut s'abaisser. Il est supporté par une tige centrale. Autour
de cette tige formant axe, jouent deux colliers qui supportent deux im-
menses tiges, qui se terminent au niveau de l'extrémité inférieure de
la table par une potence à coulisses, laquelle supporte un dispositif

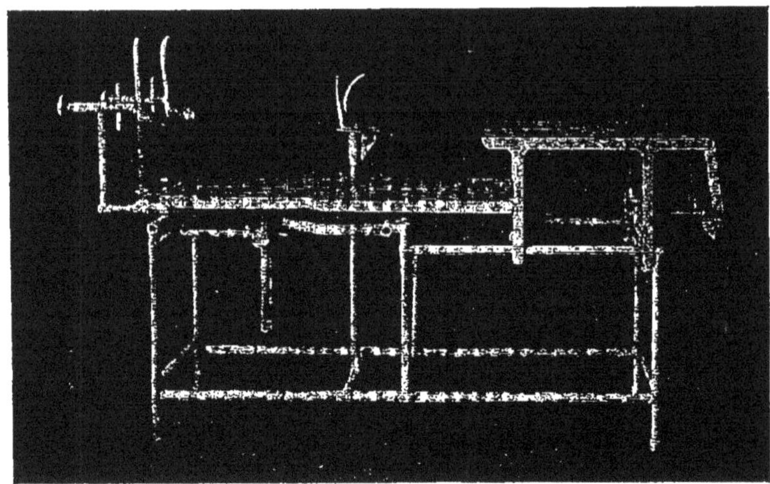

Ici la partie de la table destinée à supporter les membres inférieurs est rabattue. Les porte-jambes sont en place et le pelvi-support, avec sa fourche, est apparent.

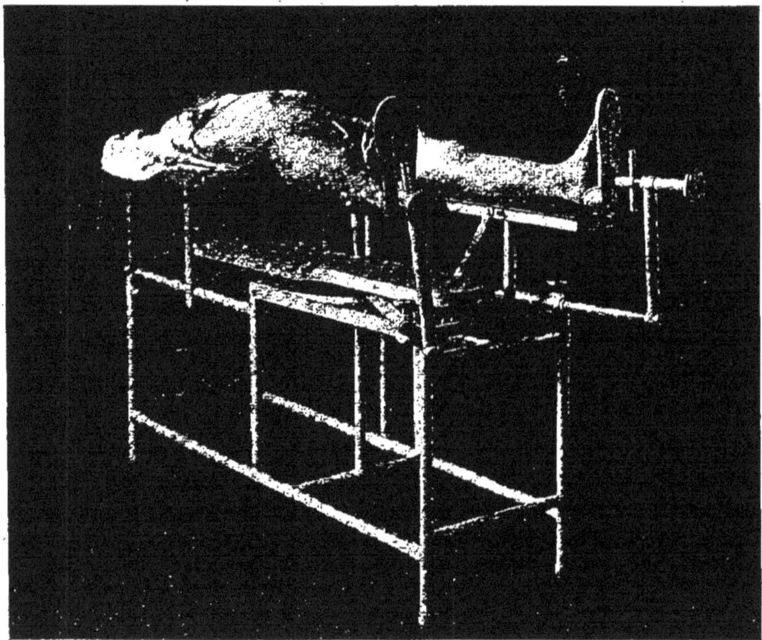

Le blessé est installé sur la table. Seul le membre inférieur droit se trouve dans le vide. Le membre inférieur gauche repose sur le demi-plateau qui n'a pas été rabattu (disposition spéciale due à M. Louis Bazy).

fait pour recevoir les pieds du patient. Le blessé une fois installé sur la
table, on place son sacrum sur le pelvi-support, puis on fixe chacun
de ses pieds dans la loge que présente à cet effet chacune des tiges dont
je viens de parler. Des vis de traction permettent de tirer sur le membre. Leur effet serait de déplacer le malade et de le tirer vers le bas
de la table, si une fourche bien étudiée n'était pas fixée sur le pelvi-
support et ne s'opposait, par sa pression sur le périnée, à ce déplacement.

Lorsqu'on a besoin d'agir tout autour d'une cuisse ou d'une jambe,
on abaisse instantanément la moitié du plateau (troisième segment de
la table) sur laquelle elle repose, et le membre tout entier se trouve dans

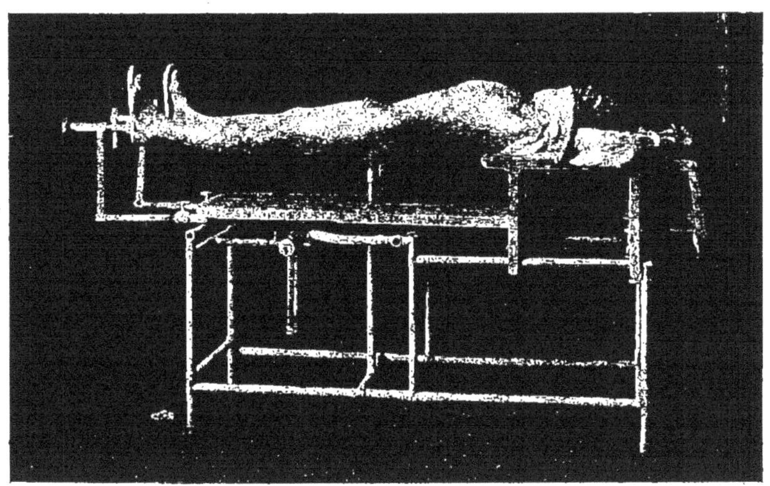

* Les deux membres inférieurs sont en suspension.

le vide, le bassin reposant sur le pelvi-support, qui, lui, ne s'est pas
abaissé, tandis que le pied est fixé sur le dispositif destiné à le soutenir.
Mais il y a mieux ; les tiges-supports du membre inférieur sont disposées
et montées de telle façon, qu'elles peuvent être fortement écartées de
l'axe de la table, et que les membres inférieurs peuvent être portés en
extrême abduction, tandis qu'on peut tirer fortement sur leur axe, ce
qui est indispensable dans toutes les interventions sur le fémur.

On voit la facilité qu'a le chirurgien, non seulement pour opérer
un membre inférieur, mais encore pour le panser, et surtout pour l'installer dans un plâtre. S'il est besoin de faire un grand appareil pour le
membre inférieur, remontant sur le bassin, on éloigne vers la tête tout
le plateau dorso-lombaire, monté sur des roulettes, de sorte que dans
cette nouvelle position le tronc du malade repose, d'une part par les
épaules sur le plateau à roulettes, d'autre part sur le pelvi-support par
le sacrum, tandis que la totalité du membre reste libre.

Il est facile de passer ses bandes autour du bassin, de les ramener en spica autour de la cuisse, et tous ces mouvements s'exécutent sans que le patient ait besoin d'être déplacé et soutenu, et surtout sans que la cuisse ou la jambe opérées aient eu à subir le moindre changement de position, ce qui est capital après l'installation d'une greffe.

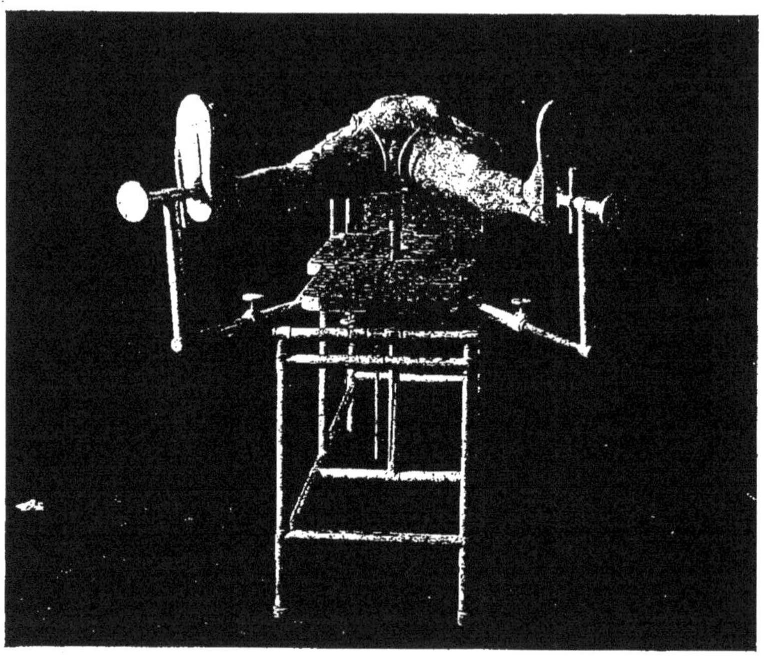

La table de M. Louis Bazy offre cet avantage sur celle d'Hawley, que dans le dispositif du chirurgien américain le plateau destiné aux membres n'est pas séparé en deux moitiés : on ne peut donc pas laisser suspendue à volonté telle ou telle jambe et on est obligé de les soutenir ou de les rendre libres toutes les deux à la fois.

En installant le patient d'une autre façon, les pieds du côté de la tête, on a la facilité de se servir des supports de jambes comme supports pour le membre supérieur, ce qui permet d'opérer tout autour d'un bras ou d'un avant-bras placés en abduction totale, et de les appareiller dans cette situation sans les déplacer (1).

Je ne saurais assez dire le bien que je pense de la table de M. Louis Bazy dont j'ai hérité à l'hôpital Bégin. Mais on ne peut vraiment se rendre compte des commodités de cette table qu'en s'en servant.

(1) Là est le point faible de la table d'Hawley. D'après ce que m'écrit Fred. H. Albee, sa nouvelle table permet d'opérer avec la même facilité les membres supérieurs et les membres inférieurs.

Ces commodités peuvent se résumer en quelques mots. Le blessé sera opéré sur la table d'Hawley-Bazy, dans la position choisie par le chirurgien. Toutes les manœuvres de l'opération, du pansement et de l'appareillage seront faites sans qu'il soit besoin de le changer un instant de place, et à aucun moment, au cours de ces manœuvres, on ne courra le risque de déplacer les fragments ou le greffon. Le plâtre une fois sec, l'opéré sera emporté dans son lit, sans que rien ait bougé.

Reste l'instrumentation particulière aux grandes interventions sur les os.

Je passerai rapidement sur la nécessité d'avoir sous la main les divers davier préhenseurs de Lambotte, la grande rugine et le crochet de ce chirurgien, des ostéotomes larges et extrêmement minces, un ostéotome dont le tranchant est formé de deux moitiés coupantes disposées à angle droit à la façon d'un livre entr'ouvert.

J'ai fait construire, pour recliner la masse des muscles antéro-externes de la jambe, un grand écarteur en forme de râteau extrêmement utile, que l'on peut trouver chez M. Guyot.

Mais la pièce capitale, indispensable à mes yeux, au moyen de laquelle on prélève et on incruste un greffon long de 25 centimètres en une ou deux minutes avec une exactitude mathématique, c'est l'instrumentation électrique d'Albee, qui est bien ce qui a été réalisé de plus léger, de plus pratique et de plus efficace depuis de longues années, au point de vue de l'instrumentation du chirurgien d'os.

Albee s'est d'abord libéré du flexible, pesant et incommode, qui enchaîne l'instrument au mur de la salle d'opération, comme le chien à sa niche. L'appareil d'Albee est tout entier contenu dans une boîte de dimensions courantes. Son poids n'atteint pas 12 kg. Il peut être transporté partout, à la main, et peut être utilisé partout. Il suffit de le brancher sur une prise de courant quelconque et il est combiné de telle sorte qu'il s'adapte à tous les courants urbains habituels, continus ou intermittents.

Le moteur électrique d'Albee est très petit et très léger. Sa chemise est faite d'aluminium et ce métal a été employé dans la construction, partout où la chose a été possible. Je le répète, c'est un moteur du type universel, régulièrement combiné pour le courant continu de 110 volts ou pour le 220 volts alternatif. Il est extrêmement puissant. Ce moteur lui-même ne saurait être soumis à la stérilisation. Il est actuellement impossible de construire un moteur léger pouvant résister à la stérilisation dans l'eau bouillante ou à la chaleur de tout autre appareil stérilisateur. Pour pallier à cet inconvénient, on a eu recours au dispositif de Hartley-Kenyon, qui consiste à le revêtir d'une chemise stérilisable.

Cette chemise est constituée par deux moitiés qui s'emboîtent l'une dans l'autre et entre lesquelles le moteur sera introduit. La chemise en métal nickelé peut être stérilisée de la même façon que les instruments et avec elle on peut stériliser un cordon flexible se terminant par une

sorte de manche qui s'enfonce dans une prise de courant que porte le
moteur. Ce cordon peut être bouilli ou stérilisé par la chaleur.

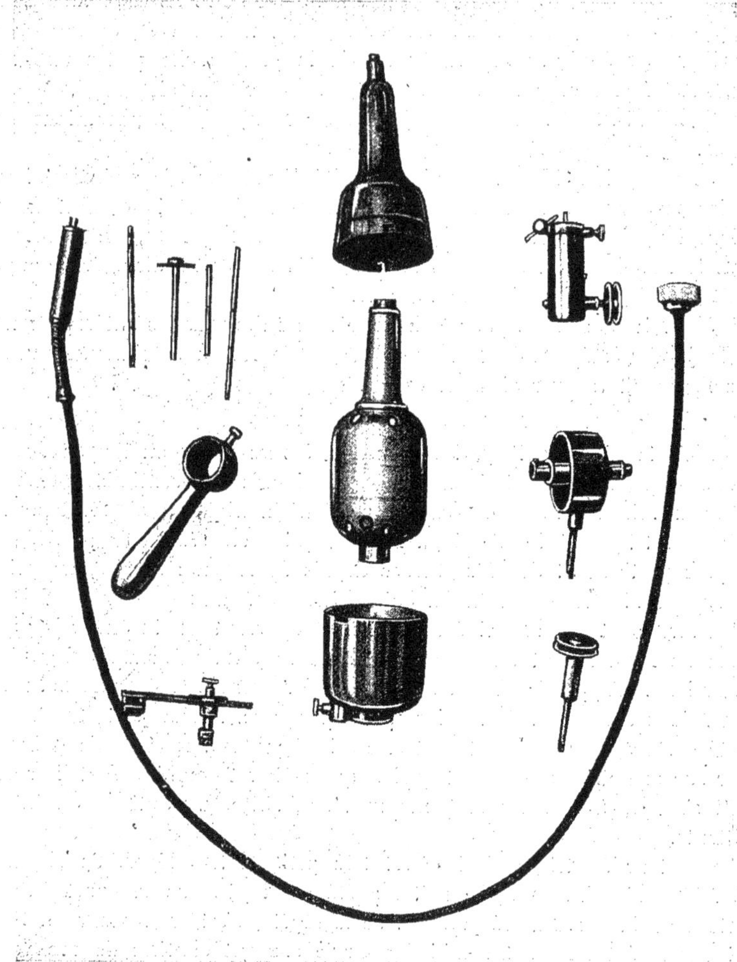

VUE D'ENSEMBLE DU MOTEUR ÉLECTRIQUE DE FRED. H. ALBEE,
AVEC SA CHEMISE STÉRILISABLE.

La forme générale du moteur et aussi celle de son enveloppe stérilisable est celle d'une bouteille de soda-water.

Lorsque l'enveloppe est stérilisée, la main gantée du chirurgien saisit
par le col correspondant à celui de la bouteille de soda, la moitié supérieure de l'enveloppe, et l'infirmière, prenant dans sa main le moteur

lui-même non aseptisé, le renverse le col en bas et l'introduit dans
la moitié d'enveloppe que lui tend, renversée, le chirurgien. Elle a
eu soin auparavant d'introduire dans le goulot du moteur une petite

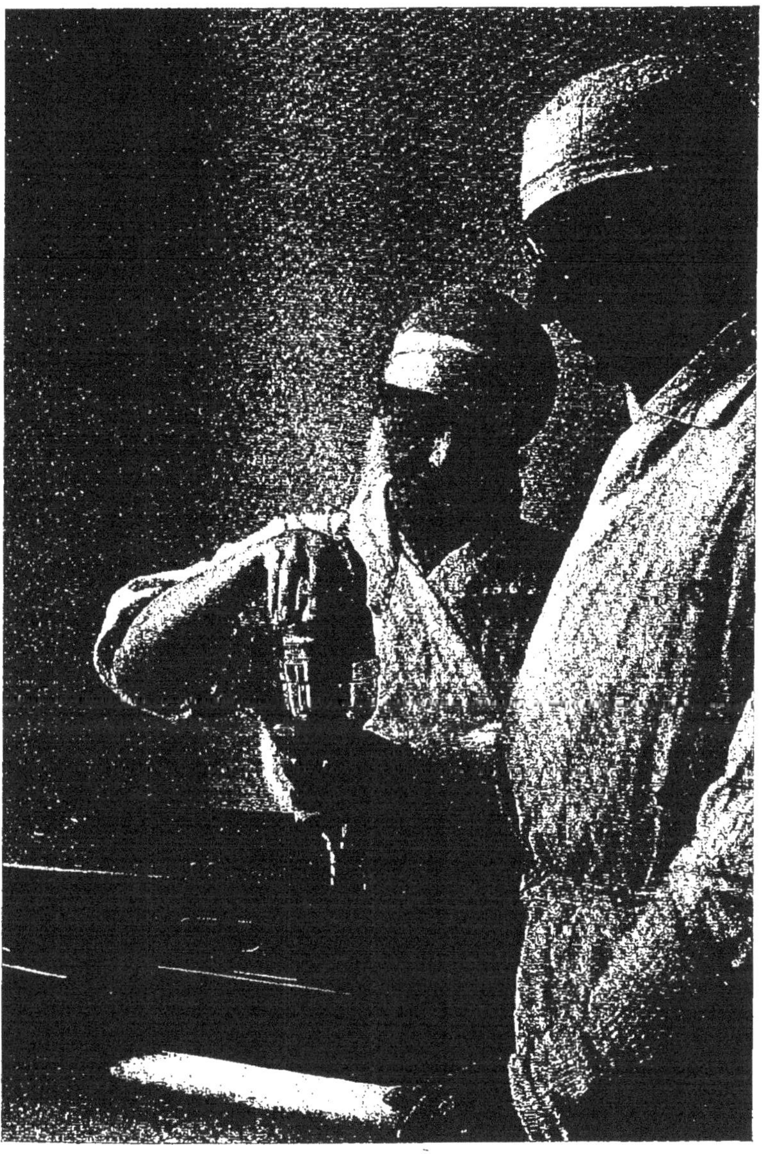

*Le Chirurgien ganté tient la partie effilée de l'enveloppe stérile, tandis que
l'infirmière visse le moteur lui-même dans cette partie d'enveloppe.*

quantité d'huile de vaseline. Elle visse alors le moteur sur son enveloppe
en tournant doucement et en évitant de frôler la partie que tient le chirurgien. Le moteur est vissé à fond lorsqu'une flèche gravée sur lui se

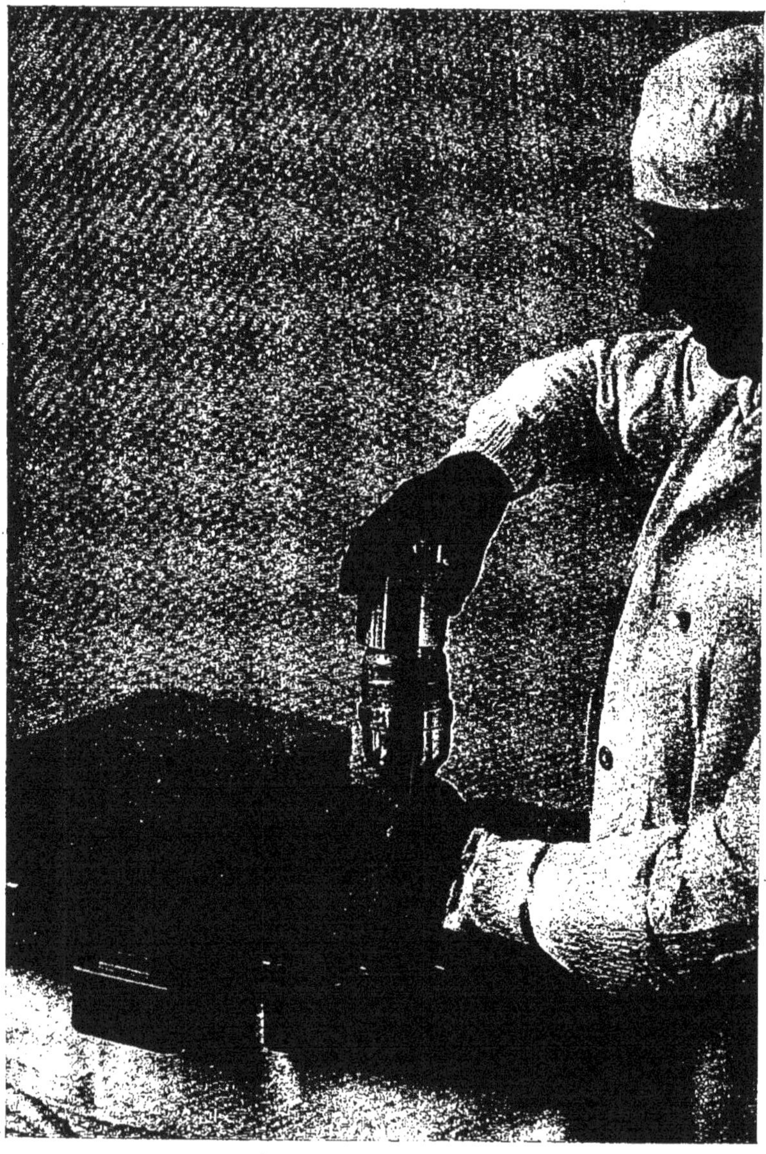

*L'infirmière a fini de visser le moteur. Le Chirurgien en recouvre le fond avec
la seconde partie de l'enveloppe stérile.*

met en correspondance avec une autre flèche gravée sur l'enveloppe. Ceci
fait, l'infirmière s'écarte. Le chirurgien saisit de son autre main gantée
le fond de l'enveloppe stérile du moteur, en recouvre ce dernier et l'ajuste

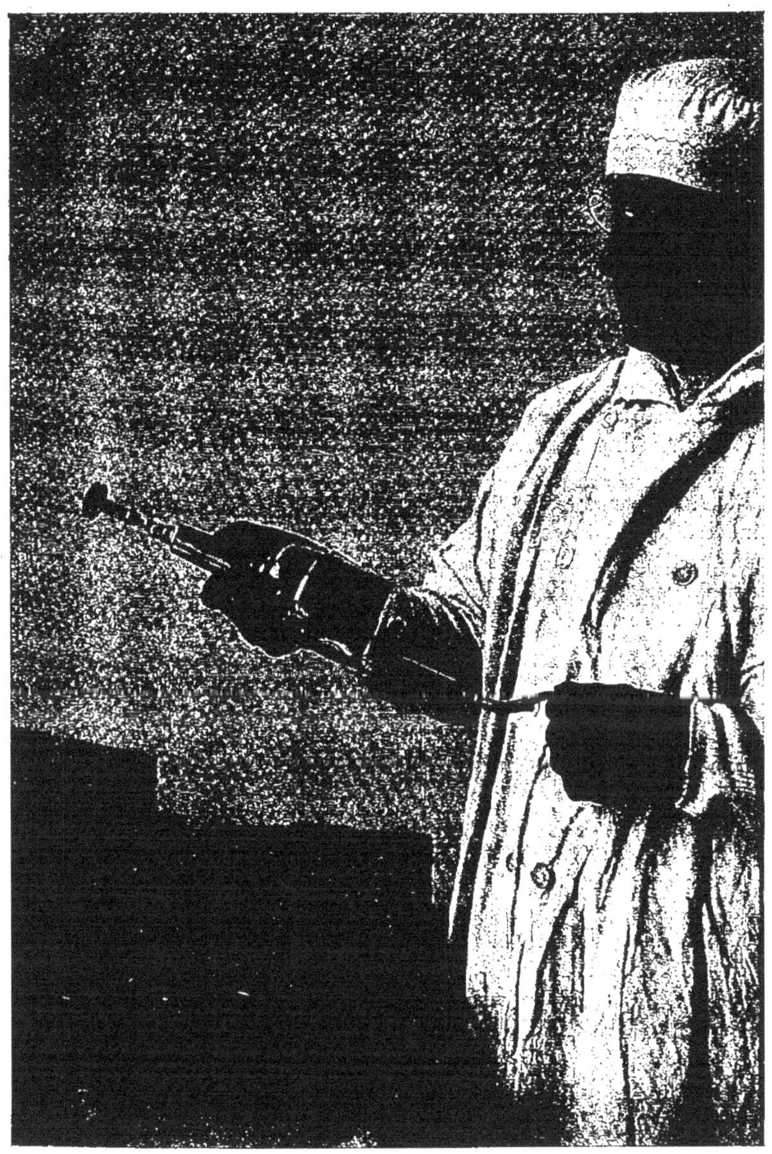

Le moteur est prêt à fonctionner.

sur la moitié qu'il a déjà en main, par un mouvement de fixation de baïonnette sur sa douille. Il adapte ensuite au moteur le cordon conducteur du courant, stérilisé.

L'autre extrémité de ce cordon stérile est prise par l'infirmière, qui la fixe sur un second cordon conducteur qui amène le courant de la ville, et qui aboutit secondairement à un rhéostat à pédale qui vient se placer par terre, près de la table d'opération, sous le pied droit de l'opérateur. En appuyant sur la pédale, il lancera le moteur, et pourra, suivant qu'il pressera plus ou moins sur la pédale, faire tourner le moteur plus ou moins vite. Il suffit de soulever le pied et de ne plus appuyer sur le contrôleur de vitesse, pour que le moteur s'arrête instantanément.

Voilà pour le moteur.

Sur lui viennent s'adapter une série d'instruments indispensables aux actes chirurgicaux au cours d'une opération de greffe.

Chacun de ces instruments se branche sur le moteur en introduisant l'axe qui les supporte dans le goulot du moteur. Une fois l'axe introduit, on tourne légèrement à droite ou à gauche, jusqu'au moment où l'on entend un déclic qui indique que la rainure que supporte l'axe est occupée par le verrou automatique qui se trouve à l'extrémité du goulot.

Pour retirer les instruments, il suffira d'appuyer sur le ressort avec le pouce et de tirer à soi.

L'instrument le plus utile, et celui dont on se sert constamment, est une scie circulaire simple du diamètre de 3 cm 1/2. Ces scies, d'une construction spéciale, très soignée, sont faites d'un excellent acier, et montées sur un mandrin auquel les fixent deux écrous réglables, ce qui permet de les changer si elles cassent accidentellement.

La scie jumelée est un instrument fort précieux pour les débutants : elle se compose d'un axe très bien combiné qui supporte deux scies couplées, destinées à agir simultanément et parallèlement, et à découper des baguettes d'os, dont les bords seront rigoureusement parallèles. L'écartement de ces deux scies peut être réglé à une fraction de millimètre près, au moyen de clefs spéciales.

En montant les scies, il faut bien s'assurer que les pointes de leurs dents sont bien tournées dans le sens où le moteur tourne.

Les dents des scies d'Albee ne sont pas situées dans un même plan, mais chacune d'elles est alternativement éversée à droite ou à gauche, de sorte que les dents alternatives sont inscrites dans deux plans parallèles très rapprochés l'un de l'autre. Il résulte de cette disposition, qu'au moment où la scie sectionne un os et s'enfonce dans son tissu, elle ne sera jamais serrée dans le trait qu'elle creuse et arrêtée dans sa course par coincement, ce qui arrive toujours avec des scies dont les dents sont rigoureusement dans le même plan.

A côté des scies se trouvent une série de perforateurs, dont un, très long et gradué, est destiné à forer un tunnel dans le col du fémur, dans le but de permettre d'y introduire une cheville osseuse de même calibre.

Ces perforateurs dits américains, à pas de vis hélicoïdaux, sont extrêmement actifs et puissants.

L'outillage est complété par un tour à fabriquer les chevilles osseuses.

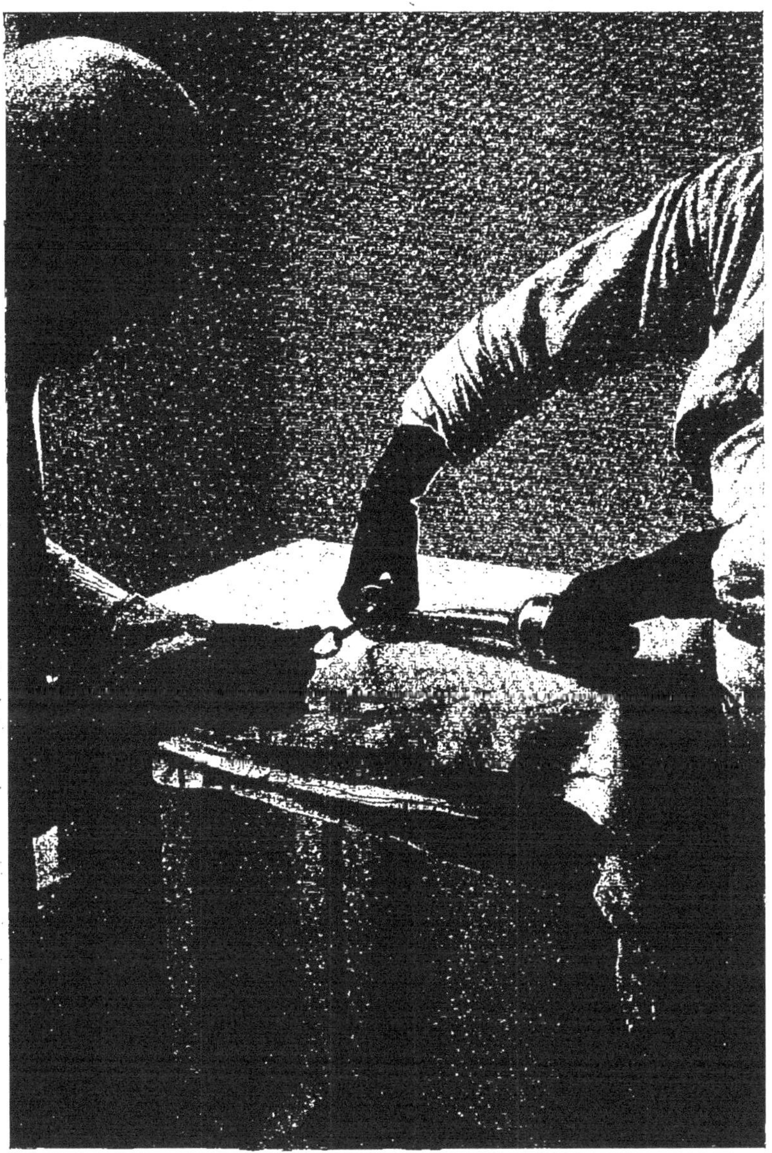

Le tour électrique à tailler les chevilles osseuses est monté sur le moteur et fonctionne.

Sur ce tour peuvent se monter deux couteaux, dont l'un est destiné à façonner les chevilles osseuses au moyen desquelles sera enchevillé le col du fémur. Le trou central de ce couteau, dans lequel s'engage la cheville osseuse au fur et à mesure qu'elle est tournée, est d'un calibre exactement correspondant au perforateur du col. L'orifice central du second couteau est beaucoup plus petit et correspond au calibre du perforateur moyen. Il tourne des chevilles dont je me sers pour fixer les greffes osseuses dans l'os récepteur, par enchevillement.

Il existe un troisième perforateur, plus petit, qui a pour mission de forer les trous par lesquels passeront les fils qui maintiendront en place les greffes non enchevillées. Mais il n'y a pas de couteau pour tailler des chevilles fines correspondantes. J'estime que ce troisième couteau est indispensable et je m'occupe de le faire construire. Il permettra de façonner des chevilles fines pour fixer les greffes des petits os (1).

Pour se servir du tour, le meilleur moyen consiste, après l'avoir monté sur le moteur, à le coucher sur le bord de la table stérile qui supporte les autres instruments, en même temps que le moteur. L'aide appuie très fortement sur le tour, de façon à le plaquer contre la table, et se contente de maintenir légèrement le moteur, sur lequel il ne faut pas exercer de force. Sinon l'axe du tour se fausserait. Le chirurgien, saisissant alors avec une pince-davier une baguette carrée prélevée sur le tibia, appuie fortement l'extrémité de cette baguette contre le couteau, comme s'il avait l'intention de la faire pénétrer dans le trou qui occupe le centre de ce couteau. Le couteau agit sur l'os en tournant, ses lames rabotent l'os tout autour et ne laissent subsister que sa partie centrale qui apparaît arrondie en forme de crayon et qui s'engage, elle, dans la lumière du couteau. Lorsqu'on est arrivé à bout de course, on retire de la lumière du couteau une aiguille osseuse, parfaitement cylindrique, semblable à un de ces crochets d'ivoire dont se servent les femmes pour leurs travaux sur la laine.

Il existe également une scie extrêmement fine et de petit diamètre, destinée à couper les extrémités du greffon avant de le détacher du tibia.

On peut encore employer ce qu'Albee appelle une scie angulaire permettant d'agir sous un autre angle que la scie montée sur axe, et spécialement sur les os profondément enfouis.

On a reproché à la scie circulaire de s'échauffer au cours de son action et de brûler l'os qu'elle entame. Cela n'est pas rigoureusement exact, surtout lorsque la scie agit à grande vitesse. Mais l'objection est prévue, et il est livré avec l'appareil une garde ajustable qui recouvre la scie à la manière d'un garde-boue et qui, reliée par un tube de caoutchouc stérile à une ampoule de sérum froid, permet l'écoulement de ce sérum sur la scie en rotation, ce qui la refroidit.

Je ne me sers jamais de cet accessoire. Je fais simplement diriger

---

(1) Depuis que j'ai écrit ces lignes, le troisième couteau est construit permettant la fabrication de chevilles fines.

par mon infirmière un jet de sérum stérile et froid sur ma scie en train
de travailler. Cette façon de faire a quelquefois l'inconvénient, lorsque
l'infirmière n'est pas expérimentée, de vous éclabousser et de vous envoyer dans les yeux de la poussière d'eau et d'os. Mais il suffit, pour
éviter ce désagrément, de ne pas placer son visage dans le plan où tourne
la scie, de ne laisser écouler qu'un mince et très lent filet de sérum,
non pas sur la scie, mais un peu en avant d'elle, de façon qu'elle soit
obligée de traverser une mince nappe de liquide avant d'attaquer la
surface de l'os.

On a dit, car les détracteurs s'acharnent sur les inventions dont ils
n'ont pas la paternité, que l'appareil d'Albee était trop lourd, et qu'il
était impossible de travailler avec un moteur dans la main. Il est inadmis-
sible de faire de pareilles objections si l'on s'est réellement servi de l'appareil (1). D'abord ce moteur n'est pas lourd ; en second lieu, il n'est pas
encombrant, et je ne connais pas de meilleur manche pour un instrument que le moteur d'Albee. Je m'en sers depuis la fin de 1915, et il
ne m'est arrivé qu'une seule fois de casser une lame de scie, encore
était-ce la faute de mon aide qui me fit rencontrer une pince sur le
trajet de mon incision osseuse. A ce contact, la scie se cassa comme
verre.

On a dit que c'était un instrument dangereux et très difficile à diriger. Je n'ai jamais dérapé au cours d'une incision osseuse. Je ne me
sers jamais que de la scie simple, ce qui ne m'empêche pas, sans mesures
prises à l'avance, et sans tracer ma ligne d'incision au préalable, de prélever des greffes très longues, dont une de 27 centimètres, sans que
le parallélisme de leurs bords soit affecté. Je taille avec la même scie
simple les rainures d'incrustation, sans prendre aucune précaution devant
me guider, et il arrive toujours que les dimensions de mes greffons
s'adaptent exactement aux lits d'incrustation auxquels je les destine.

J'en appelle au témoignage de tous les chirurgiens, et non des
moindres, qui m'ont fait l'honneur de m'assister au cours de mes opérations de greffes.

Je doute fort, tout en le souhaitant, qu'on trouve de longtemps un
instrument plus pratique et plus efficace que celui d'Albee. S'il est
trouvé, je m'empresserai de l'adopter. Mais c'est à mon avis une erreur
que de vouloir substituer l'action humaine à celle du moteur électrique.
C'est retarder que de vouloir remplacer une force aussi souple et aussi
maniable que la force électrique, par un moteur humain (2).

Cela avait d'ailleurs été fait pas Hennequin et sa scie rotative à

(1) L'appareil d'Albee n'est pas à la portée de tout le monde, et il faut
pour le manier posséder de l'adresse et une parfaite maîtrise de soi-même, d'où
les critiques nombreuses élevées contre la brutalité de cet appareil.

(2) L'appareil à moteur humain, auquel je fais allusion, retarde d'un
siècle sur celui d'Albee, dont il ne présente aucun des avantages multiples. De
plus son prix est le double de celui d'Albee.

moteur humain, construite par Mathieu, est représentée à la page 359 du traité des fractures des os longs, qu'il a signé avec Loewy.

Le chirurgien tant soit peu adroit, et ils le sont tous, bien entendu, par définition, s'habituera vite au maniement de la scie rotative électrique. Il fera bien, au début, de s'exercer à faire des incisions rectilignes, sur une planchette en bois tendre. Il passera ensuite au même exercice sur des os d'animaux. Mais, là, il devient nécessaire de faire arroser sa scie qui s'échaufferait.

Je vais essayer de donner quelques conseils pratiques. D'un coup d'œil, apprécier la longueur de l'incision qu'on veut faire et attaquer à gauche, en appuyant légèrement d'abord, mais suffisamment fort, le tranchant de la scie sur la surface de l'os. Il faut que le plan de la scie soit rigoureusement normal au plan de la surface de l'os. Sans serrer le moteur, en gardant le poignet souple, lancer la scie et empêcher qu'elle progresse, ce qu'elle a tendance a faire ; appuyer progressivement au fur et à mesure que la scie enfonce ; la laisser pénétrer jusqu'à ce qu'elle soit entièrement engagée dans l'os, ce qui est réalisé lorsque l'écrou qui fixe la scie vient appuyer sur la surface de l'os. Alors seulement, seulement alors, lui permettre d'avancer vers la droite. Dans son mouvement en avant, la scie sectionnera devant elle tout ce qu'elle rencontrera, c'est-à-dire la totalité de l'épaisseur de l'os, car elle est engagée jusqu'au canal médullaire. Il n'y a qu'à la laisser faire ; elle poursuivra une route droite, car elle est plane, et elle est guidée dans sa course par l'orientation des parois de la section totale primitive qu'elle a effectuée. Il n'y a plus qu'à l'accompagner en portant l'instrument en avant de façon insensible, avec la totalité de l'avant-bras suivie par le déplacement du corps, et non par une rotation du poignet, car le poignet fixé occuperait le centre d'une circonférence, dont l'axe de l'instrument serait le rayon et dont la scie parcourrait le cercle. Or, une scie plane, d'un diamètre de 3 cm. 1/2, profondément engagée, ne saurait parcourir un cercle. Pour cela, il faudrait qu'elle puisse agir en étant ployée. C'est en voulant, par l'action du poignet maintenu fixe, faire décrire une courbe aux scies rotatives d'Albee, qu'on les coince d'abord, qu'on les casse ensuite, tout en risquant de griller son moteur, ce qui serait un désastre.

Mais ces accidents ne sont pas à craindre si ce que je viens de dire a été compris et j'ai fait de mon mieux pour me faire comprendre.

Je conseillerai de compléter l'outillage nécessaire avec de bons écarteurs, destinés à recliner la masse musculaire externe du mollet, et à l'éloigner du tibia pendant la taille de la greffe sur la crête de cet os. Je crois que les écarteurs en forme de larges râteaux, que j'ai fait construire par M. Guyot, sont très recommandables. Ils me sont, en tous cas, d'une très grande utilité.

Il est encore de toute nécessité d'avoir sous la main un jeu de ciseaux ostéotomes de diverses grandeurs. Tout d'abord, un ostéotome large de 5 centimètres et à lame très mince, toujours fraîchement aiguisé et bien coupant. Tout aussi indispensables sont les petits ostéotomes à lames très minces, et dont le plus large aura 10 millimètres. Cet ostéotome

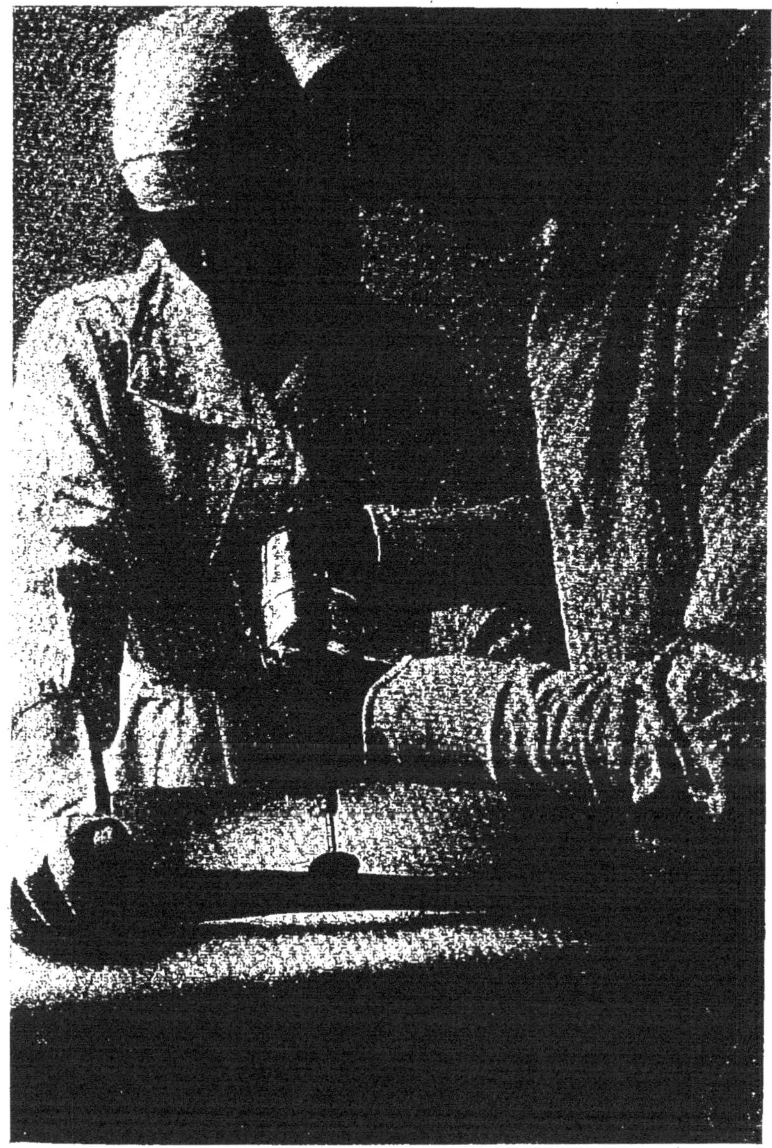

servira pour la section des greffons en haut et en bas, section qui aura été amorcée par la petite scie fine d'Albee.

J'ai fait construire un ostéotome dont la lame est repliée sur elle-même à angle droit et qui peut agir dans les angles, pour les rendre rigoureusement droits. Cet ostéotome est d'ailleurs indiqué et représenté dans l'arsenal qu'emploie Albee (ostéotome en V).

J'ai déjà fait allusion à la question des fils nécessaires à la fixation des greffes par incrustation, dans leur lit. Je reviendrai sur cette question.

On peut employer, et il faut avoir à sa portée pour opérer, une série de tubes de catgut fins et gros.

Je recommanderai le gros catgut chromé qui se résorbe beaucoup plus lentement que le catgut ordinaire.

Albee conseille et emploie pour fixer ses greffes du tendon de kangourou, qu'on ne peut actuellement se procurer en France.

On pourrait aussi avoir recours, pour augmenter la solidité du lien, et retarder sa résorbtion, à des tresses de catgut chromé.

Je me suis servi pendant assez longtemps de gros crins de Florence. J'ai presque toujours été obligé de partir, ultérieurement, à la recherche de ces crins qui étaient mal tolérés par les tissus. Au bout d'un certain temps de séjour dans l'organisme, ces crins sont fort difficiles à trouver. On les rencontre finalement décolorés, leur teinte bleue ou rouge ayant disparu.

Il m'est arrivé de retirer quelques-uns de ces crins dans un état d'amincissement remarquable. On peut donc dire que le crin se résorbe, tout au moins partiellement, dans l'organisme.

J'ai renoncé à l'emploi du crin.

J'ai dit, et je crois que l'unanimité des chirurgiens est de mon avis, qu'il fallait se garder de fixer les greffes par des moyens métalliques.

Reste la question d'un fil d'aluminium encore irréalisé. Mais je crois bien que même si j'arrive à obtenir ce fil, je lui préférerai toujours, comme moyen de fixation, les chevilles d'os vivant que je prépare instantanément, au cours de l'opération, avec des bouts du greffon prélevé sur le tibia, façonnés au tour électrique d'Albee. La confection d'une cheville demande quelques secondes.

Encore une petite précaution technique qui doit être prise avant l'opération, si le chirurgien ne veut pas se trouver dans l'embarras.

Les fils de fixation de la greffe doivent prendre leur point d'appui sur l'os et passer par des tunnels aboutissant à travers l'os, de chaque côté du lit de greffe, à sa partie la plus profonde.

Ces tunnels peuvent être forés en deux fois et par conséquent n'être pas dans le prolongement l'un de l'autre. Il est donc besoin d'un passe-fil métallique, malléable, très fin, pour servir de conducteur aux fils tels que le catgut.

Le passe-fil fabriqué, celui d'Albee par exemple, n'est pas pratique. Je me sers toujours d'une anse de fil de bronze fin, que j'introduis dans le tunnel l'anse la première. Ce fil constitue un merveilleux passe-fil. L'anse sert d'œil à cette sorte d'aiguille.

Je crois n'avoir rien oublié. Si cependant : on pourrait essayer un fil d'aluminium souple. Mais je n'ai trouvé personne pour me construire ce fil. J'ai obtenu d'un constructeur onze petites vis en alliage d'aluminium pour la modeste somme de 175 francs les onze vis, ce qui met une vis qui vaut bien o fr. 10 à 15 francs pièce (1). Ces fantaisies ne sont possibles qu'aux chirurgiens de l'institut Rockefeller. J'ai construit moi-même des vis du même modèle avec la plus grande facilité avec l'aluminium flexible de Trêves, dont je vais recevoir d'Angleterre une grande provision.

Voilà donc notre patient préparé pour la greffe. On l'installe sur la table d'Hawley ou sur celle de Bazy, si on a la bonne fortune d'en posséder une.

Chaque jambe (supposons qu'il s'agisse d'une pseudarthrose tibiale à réparer) est solidement fixée sur les porte-jambes *ad hoc*, et mise en traction légère, par le moyen des vis de rappel, cependant que le sacrum repose sur le pelvi-support, le blessé y étant retenu par l'action de la fourche périnéale, qui s'oppose à son glissement total vers le bas.

Pendant ce temps, les deux plateaux, correspondants à chacun des membres inférieurs, sont abattus, de façon que le chirurgien ait toute facilité pour passer une bonne couche de teinture d'iode tout autour des deux jambes, sans laisser un seul centimètre carré de peau non badigeonné.

Il faut que la couche de teinture d'iode au 1/20° s'étende depuis le dessus du genou jusqu'aux malléoles incluses, de chaque côté.

Les jambes étant ainsi peintes à l'iode, on protégera d'abord chaque pied en l'enveloppant d'un champ stérile, et on aura soin de disposer le bord du champ tout autour et au-dessus des malléoles, à la façon d'un lien serré que l'on fixera au moyen d'une petite pince érigne prenant appui dans la peau. (Le malade est déjà rachianesthésié.)

Même manœuvre et même disposition d'un champ bien serré au dessous de chaque genou. Un grand champ supplémentaire sera jeté sur les pieds, recouvrant les deux champs stériles déjà installés, et sur toute la totalité du dispositif métallique qui sert à les soutenir.

Un second grand champ sera placé sur le tronc, et on le fera descendre jusqu'au niveau des deux champs qui protègent la cuisse et les genoux, de façon à les cacher complètement.

Le chirurgien insinuera alors un autre champ au-dessous des deux jambes ainsi préparées et le laissera reposer, en l'étalant bien sur les deux plateaux rabattus. Alors seulement ces deux plateaux seront relevés et ramenés au contact des jambes, recouverts de leur champ stérile, par une infirmière ayant l'habitude de cette manœuvre.

Ainsi sera préparé avec minutie, pour la plus grande sécurité du chirurgien et surtout de son patient, le champ opératoire.

On jettera si l'on veut sur le tronc du malade un vaste champ lui arrivant au menton, de telle façon, qu'en aucun point de la table ou du

______

(1) M. Guyot m'a depuis construit des vis en aluminium pour le prix de 10 francs la douzaine, ce dont je le remercie vivement.

corps du patient, le chirurgien ne soit exposé, dans ses mouvements variés, à un contact douteux.

L'opérateur aura auprès de lui trois petites tables, chacune recouverte d'une vaste nappe stérile retombant très bas autour de la table. Cette disposition a l'avantage de pouvoir lui permettre de soulever et de déplacer lui-même chacune de ces tables, selon ses commodités, s'il en éprouve le besoin (1).

Sur l'une de ces tables seront disposés les instruments ordinaires a toutes les opérations : bistouris, ciseaux, aiguilles, pinces à disséquer et à forci-pressures, petits écarteurs courants.

Sur la deuxième table, on étalera l'instrumentation courante pour les os : rugines, grande rugine mousse et crochet de Lambotte, daviers préhenseurs du même chirurgien, davier de Farabeuf, petit davier pré-henseur pour manier le greffon, ostéotomes de diverses grandeurs, mail-let de Mac Even, curettes, bistouri à résections, passe-fils en fil de bronze, mes grands écarteurs, dont j'ai toujours deux paires à dents différem-ment ouvertes, pinces-gouges coupantes, emporte-pièce de différentes gran-deurs, et surtout les daviers préhenseurs d'Hawley de mon modèle (2).

La troisième table sera uniquement réservée à l'instrumentation élec-trique d'Albee. Le moteur sera tenu prêt, recouvert de sa chemise stérile et branché sur la canalisation de la ville. On se sera assuré au préalable que le courant passe et que le moteur tourne.

Enfin, dernière précaution : un récipient contenant un litre de sérum stérile et froid aura été suspendu à un fil solidement installé au plafond et descendant verticalement au-dessus de la table d'opération, dont il reste éloigné d'un bon mètre. A ce récipient sera branché l'appareil irri-gateur au moyen duquel la scie circulaire est refroidie constamment pen-dant qu'elle travaille.

Tout est maintenant prêt pour l'opération. Nous pouvons commencer.

Il est besoin de l'assistance d'un aide expérimenté pour seconder l'opérateur dans son opération de greffe, bien rompu aux manœuvres qu'il emploie, et grâce auquel la durée de l'intervention sera singuliè-rement écourtée. Mais il est bon d'avoir un second aide stérile, moins directement mêlé que le premier à la besogne chirurgicale, mais qui sera d'une grande utilité pour certaines manœuvres.

J'oubliais de mentionner qu'une grande cuvette stérilisée doit être à portée de l'opérateur, laquelle contiendra un litre de sérum stéri-lisé chaud.

Le champ opératoire est toujours occupé, lorsqu'il sagit de frac-tures comminutives, par une vaste cicatrice qui peut être énorme, et

(1) Il faut qu'il y ait partout autour de la zone opératoire des nappes stériles sur tous les objets et meubles avoisinant le chirurgien et le patient, l'opérateur étant obligé de se déplacer et de faire des gestes assez amples.

(2) Ces daviers sont construits par M. Guyot, et sont représentés un peu plus loin.

qui est l'aboutissant des réparations cutanées après une longue période de suppuration.

Il importe de ne jamais essayer de conserver ces cicatrices et surtout le tissu fibreux cicatriciel qui, au-dessous d'elles, s'étend de leur face profonde au foyer de la pseudarthrose.

Je reviendrai sur ces cicatrices et leur importance dans la réussite des greffes.

Je dis immédiatement, cependant, que, si l'on a affaire à une cicatrice en longueur, faite d'une bande de tissu pas trop large, il faudra exciser cette cicatrice en la cernant par une incision qui court tout le long de ses bords. On attaque à la pointe du bistouri, aussitôt la peau dépassée, la zone cicatricielle sous-jacente, en tâchant de bien la déborder, et on résèque d'un seul bloc, peau et tissu cicatriciel, le plus profondément possible.

Si la cicatrice est irrégulière, creuse, vaste, il faut encore plus la réséquer, mais en songeant qu'il sera tout à l'heure difficile de trouver des éléments cutanés pour combler le vide que son exérèse va laisser à la surface du membre. Il ne faut pas songer à faire ce que l'on peut faire aisément dans le cas d'une cicatrice linéaire, en bande, après qu'on l'a excisée, rapprocher les bords de l'incision et arriver à les affronter, ce qui est possible lorsque la perte de substance ne dépasse pas en largeur 1 cm 1/2 à 2 centimètres.

Mais lorsqu'on a à combler un espace vide de 3, 4 et 5 centimètres, il faut avoir recours à des autoplasties et prendre son lambeau où on le peut. Si le foyer cicatriciel à exciser occupe la région du tiers supérieur de la jambe, il sera toujours assez facile de faire descendre un lambeau cutané pris sur la face antéro-interne de la cuisse, au-dessus et au niveau du genou, où la peau est suffisamment lâche.

Mais ceci sera une des manœuvres dernières de l'opération, et non la moins importante.

L'opérateur procède donc à une dissection minutieuse (1) de tout le tissu fibreux cicatriciel qui se trouve autour de l'os, et entre les fragments osseux non réunis. Il doit ne s'arrêter que lorsqu'il rencontrera du muscle sain, et que lorsqu'il sera arrivé au contact direct du tissu osseux. Il ira entre les fragments jusqu'au moment où il rencontrera les muscles de la loge postérieure de la jambe et il portera toute son attention à ne pas couper les troncs importants nés de la bifurcation de l'artère tibiale. Il s'efforcera aussi de respecter les nerfs, et sa dissection sera particulièrement difficile, l'anatomie de la région ayant été bouleversée par le tissu de néoformation et la suppuration prolongée.

Ceci fait, il fera une hémostase soignée de tout ce qui saigne, mettant des pinces, ou passant des fils, au moyen d'une aiguille. Malgré cela, il ne saurait empêcher un certain degré de suintement. C'est contre ce

---

(1) Je recommande l'emploi des bistouris arrondis en grattoirs, construits par Down à Londres. Ce sont de précieux instruments : à la fois rugines et bistouris, qui ont une grande supériorité sur les bistouris pointus.

suintement que les applications de sérum hypertonique chaud lui seront particulièrement utiles, et aussi celles d'hémostyl.

Le foyer de la pseudarthrose une fois bien mis en évidence, bien exposé et bien débarrassé du tissu cicatriciel, le chirurgien s'occupera de parer, si j'ose dire, les extrémités osseuses qu'il a l'intention de consolider.

A l'habitude, on tombe sur un fragment proximal beaucoup mieux nourri et irrigué, vasculairement et nerveusement, que le fragment distal. Cependant, les deux peuvent être également altérés. On trouve, la plupart du temps, les deux extrémités osseuses rouges, mais d'un rouge violâtre, tirant sur la couleur de l'aubergine, irrégulières et hérissées d'ostéophytes. Les deux bouts en présence sont taillés en pointes de crayon, et leur tissu raréfié est quelquefois mou et spongieux, si bien qu'il est facile de le tailler à l'aide d'un bon bistouri à résections.

Il est raisonnable d'abattre toute la zone taillée en pointes et qui obture le canal médullaire de l'os. On devra retrouver ce canal sous des résections successives, faites soit au couteau, soit avec la scie circulaire qui enlèvera des tranches minces, à la manière de rondelles de saucisson.

La tranche de l'os apparaît très vascularisée, très injectée et saigne beaucoup la plupart du temps.

Là aussi le sérum hypertonique chaud interviendra. On agira sur toutes les faces de l'os, de la même façon, pour retrouver la forme primitive de l'os et on le débarrassera de tous les ostéophytes qui le hérissent.

On rencontre bien souvent un bout proximal hypertrophié en forme de champignon. La circonférence de ce champignon est particulièrement molle et spongieuse.

En règle générale, ne pas se préoccuper du raccourcissement que l'on peut produire en abattant le champignon ou les terminaisons pointues des fragments osseux. Retrouver avant tout un canal médullaire bien ouvert.

Débarrasser ce canal médullaire des fongosités et des ostéophytes qu'il peut contenir, sans le curetter.

Pour ce qui est du périoste, qui apparaît toujours rouge, congestionné, épaissi et richement vascularisé, il faudra le reconnaître, le respecter, le détacher par dissection, et non à coups de rugines aveugles, de la diaphyse qu'il recouvre, puis le relever en le retroussant, sous forme de lambeaux vastes et autant que possible intacts.

Au-dessous, le cortex de l'os sera en quelque sorte raboté, aplani, partout avivé, au moyen du ciseau large et mince, ou bien de la scie circulaire agissant parallèlement à la surface de l'os.

Cela étant accompli, et de la manière la plus soigneuse et la plus attentive (il ne faut pas se préoccuper d'apparaître pour les assistants un opérateur lent), on va se mettre en mesure de creuser, sur les deux bouts à coapter, le lit de greffe pour le greffon, qui tout à l'heure réunira ces deux bouts.

Voyons d'abord où doit être creusé ce lit de greffe. On peut installer un greffon qui reconstitue immédiatement, une fois mis en place, la crête du tibia et la rétablisse dans sa partie absente, là où siège la perte de substance. C'est une manière de faire excellente et fort élégante.

Dans cette intention, le chirurgien, après avoir décollé la masse externe des muscles du mollet, en rasant la crête du tibia avec la pointe d'un bistouri, recline toute cette masse avec un de mes écarteurs qu'il confie à son aide, en lui recommandant de tirer en dehors, et surtout vers le bas. Il saisit d'autre part, avec un davier d'Hawley, le bout d'os sur lequel il va agir, et charge son assistant de bien lui présenter cet os.

Une excellente manœuvre, qui supprime écarteurs et daviers préhenseurs, est celle qui consiste à insinuer sous le fragment osseux le crochet-levier de Lambotte, et à faire ressortir le crochet d'abord, puis sa tige du côté opposé.

L'instrument ainsi disposé soulève le fragment osseux, lui offre un appui résistant, et écarte seul la masse musculaire, à droite et à gauche du tibia, en s'appuyant sur elle. Les deux faces, antéro-interne et externe du tibia, sont ainsi vues en totalité ; la face postérieure, sous laquelle passe la tige du crochet, reste seule invisible. Cette façon de faire donne également toutes les facilités pour voir l'extrémité de l'os, son canal médullaire, puisque le bout est relevé très fortement par l'action de la tige du crochet.

Quelles que soient les dispositions prises, il importe que la région de la crête du tibia soit très bien exposée et par conséquent accessible à l'action de la scie.

Prenant alors avec la main droite le corps de la bouteille de soda-water que représente le moteur d'Albee servant de manche à sa scie, et de la main gauche le col de cette même bouteille, le chirurgien se place bien en face de son tibia, et applique sa scie au contact de la face antéro-interne de cet os, à un centimètre en dedans de la crête. La scie est appelée à courir sur l'os de gauche à droite, et parallèlement à cette crête, en s'en tenant toujours éloignée de un centimètre.

Le goutte-à-goutte est mis en train et le sérum froid tombe sur la lame.

Le chirurgien, bien installé sur sa jambe gauche, tandis que son pied droit, portant sur le sol par le talon, s'apprête à appuyer sur la pédale du rhéostat régulateur de vitesse, soutient son instrument avec les deux mains disposées comme j'ai dit. Il est un peu courbé latéralement, la tête penchée sur l'épaule gauche. Son épaule gauche est franchement basse, tandis que la droite est relevée. Il a un peu l'attitude du joueur de golf qui va exécuter un « drive ».

Le tranchant de la scie est donc en contact avec la surface antéro-interne du tibia, du côté de son extrémité interrompue, à gauche par conséquent, s'il s'agit du bout supérieur, et le plan passant par la lame de la scie est orienté de telle façon qu'il soit rigoureusement parallèle au plan qui passe par la face externe du tibia. La section obtenue par la scie doit donc être parallèle à cette face externe, qui tombe à peu près perpendiculairement sur le plan de la table, et se confond avec le plan normal élevé du plateau de cette table.

Je m'excuse de tant de minuties, qui peuvent paraître oiseuses.

Le chirurgien, en appuyant sur la pédale de la pointe du pied droit, lance alors sa scie.

Dès qu'elle commence à entamer l'os, il lui interdit d'avancer, comme elle voudrait le faire, sa rotation l'entraînant naturellement à progresser.

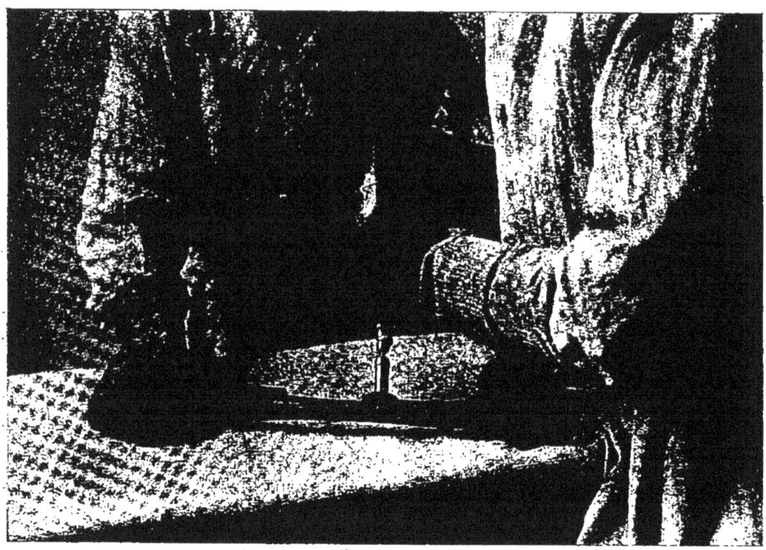

Non, il importe qu'elle reste sur place, qu'elle agisse sur place en profondeur, comme une roue d'automobile qui patine. La section de l'os devient bientôt totale, ce qui vous est indiqué par la scie elle-même lorsqu'elle ne peut plus s'enfoncer, arrêtée qu'elle est par la bande de son écrou central fixateur, venu progressivement au contact de la surface de l'os, et s'appuyant sur elle. Lorsque ce contact se produit, on peut être certain qu'on a obtenu un trait de section dont la profondeur est de un centimètre exactement, pour une scie de 3 cm. 1/2 de diamètre. Le diamètre de l'écrou est en effet de 1 cm. 1/2.

La scie ayant agi profondément, autant qu'elle pouvait le faire, l'opérateur lui donnera la faculté d'avancer, en portant progressivement en avant la totalité de l'instrument par un déplacement total de son corps, et non de son poignet.

Déjà, la scie est orientée dans la bonne direction par la façon dont elle est engagée dans l'os. Si la première section pratiquée par elle est parallèle à la crête du tibia, le reste de la section le sera forcément.

Si d'ailleurs le chirurgien, par un mouvement involontaire du poignet, écartait la scie de la bonne direction, celle-ci cesserait de tourner, serait coincée, car sa lame serait incluse dans un trait curviligne. Comme elle est plane, elle ne saurait s'en accommoder.

Il est impossible de ne pas faire un trait rigoureusement rectiligne, si on a eu soin d'entamer l'os *à fond*, au début de l'opération qui se propose de sectionner cet os. La scie, menée entre deux parois planes, est engagée dans un rail qu'elle ne peut plus abandonner.

Les coupes curvilignes ne sont possibles que si on procède en faisant courir sa scie d'un bout à l'autre de l'os en l'entamant légèrement, puis en recommençant le même parcours plusieurs fois de suite, en enfonçant chaque fois la scie un peu plus, jusqu'à ce que la section soit totale.

Lorsqu'on voit procéder ainsi par un débutant, on observe que sa scie cesse de tourner à chaque instant et très souvent aussi on voit l'instrument déraper, ce qui n'est pas sans danger pour les mains qui l'assistent.

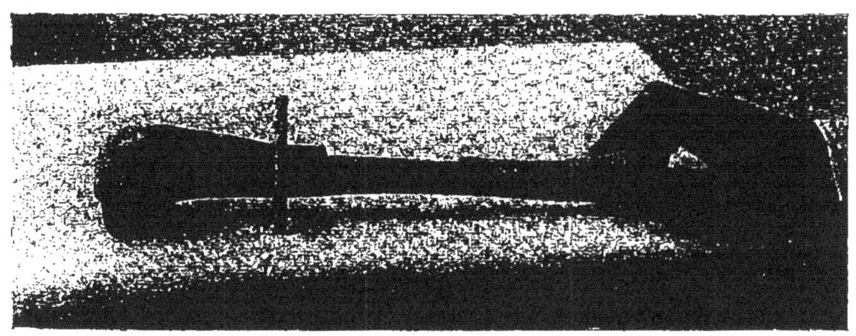

Il faut apporter beaucoup de souplesse dans le maniement de l'instrument d'Albee. Si on met de la raideur dans ses mouvements, si l'on agit avec des muscles crispés, on fera toutes les fautes possibles et on finira par déclarer que l'instrument est trop difficile à manier. C'est comme dans tous les sports : il faut apporter là beaucoup de souplesse. Jamais on ne fera un bon joueur de tennis ou de golf, jamais on ne sera un bon cavalier, un bon tireur à la chasse, un bon boxeur ou un bon conducteur d'automobile, si l'on n'apporte pas dans la pratique de ces sports des muscles complètement relâchés. Le cavalier raide sur sa selle sera mis à terre au premier tournant.

Donc, attaquer l'os par une de ses extrémités et faire agir la scie en l'appuyant, sans lui permettre d'avancer, jusqu'à ce qu'elle soit arrêtée par le contact de l'écrou contre la surface de l'os. Cela indique que l'instrument ne peut pas pénétrer plus profondément. Alors seulement, la scie étant emboîtée entre deux parois bien orientées dans la bonne direction, la laisser aller de l'avant, en la soutenant légèrement pour l'empêcher de bondir hors de son rail, et en déplaçant le tronc et les deux épaules en même temps que l'instrument et en maintenant la direction primitive de son axe.

Ce premier trait de scie, par lequel est taillée l'une des parois du greffon, se prolongera sur l'os, le plus haut possible, et ne s'arrêtera qu'en os sain. Il faut habituellement lui donner une longueur de 6 à 7 centimètres.

Une fois cette première incision terminée, il faut exécuter la seconde.

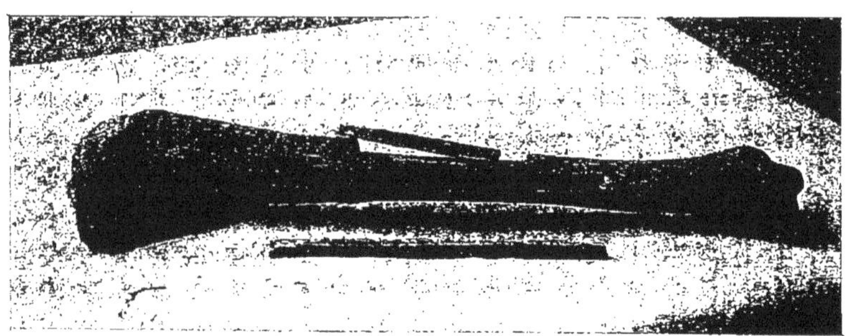

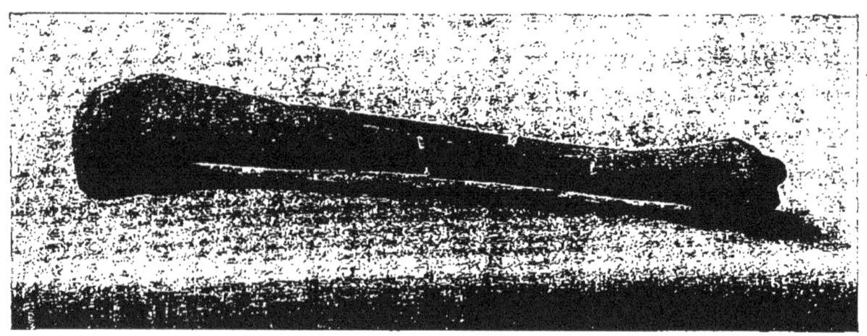

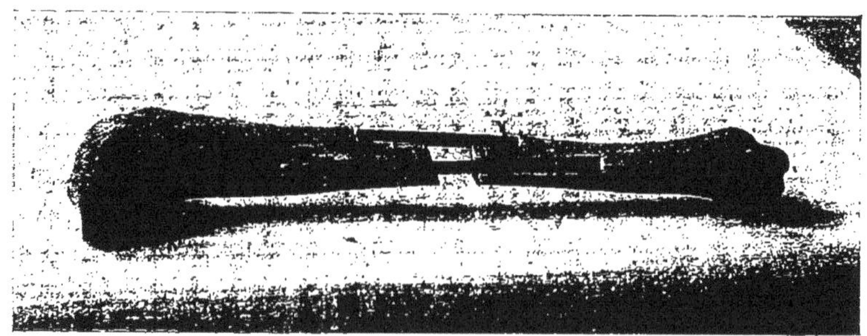

Dans cette intention, on tracera par la pensée une ligne de section, portant sur la face externe du tibia, sur cette face qui regarde le péroné et que recouvre complètement la masse musculaire externe de la jambe. Déjà cette masse est reclinée, à l'aide de mon grand écarteur en râteau, par un aide qui en dirige le manche en bas et en dehors, en agissant normalement à la surface ossseuse qui doit être exposée.

Votre section portera donc sur cette paroi externe du tibia et elle sera, comme la précédente, parallèle à la crête du tibia, et en tous ses points, par conséquent, distante de un centimètre de cette crête tibiale.

Le plan de la scie devra cette fois être horizontal, ou à peu de chose près, en tous cas parallèle à la face antéro-interne libre du tibia. Il résultera de cette direction de la scie, qu'elle tombera perpendiculairement sur le plan formé par la première section et que la baguette d'os détachée aura la forme géométrique d'un parallélépipède de section carrée, à angles droits, et dont les largeurs de faces seront égales.

Ce parallélépipède sera strictement comparable à une règle d'écolier.

Pour exécuter cette deuxième section, la position de l'instrument sera très différente de celle nécessitée par l'exécution du premier trait.

L'appareil sera tenu verticalement renversé, son col en bas, et par conséquent la scie qui le termine.

Cette fois, le col de l'instrument sera tenu par la main droite, et son corps par la main gauche.

L'opérateur portera sa tête en avant de ses deux mains, afin que son regard puisse précéder l'avance de la scie.

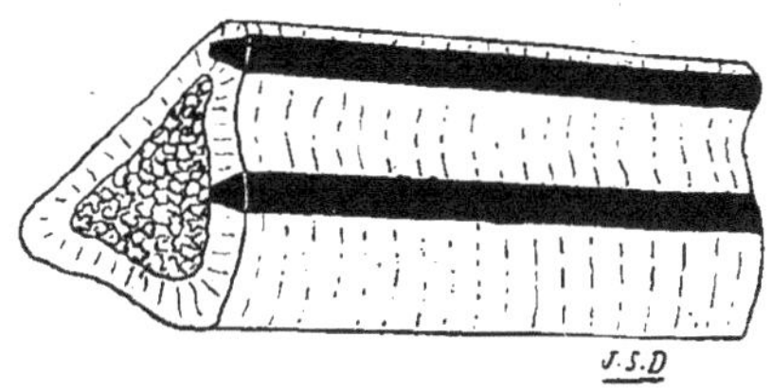

L'appareil dans cette position, le tranchant de la scie à un centimètre au-dessous de la crête et le plan de la scie parallèlement orienté à la face antéro-interne du tibia, le chirurgien commencera à appuyer la scie contre l'os, tout en la faisant tourner, et il insistera jusqu'à ce que la section soit totale. Alors seulement, il continuera son incision vers le haut et s'arrêtera lorsqu'il sera arrivé à la hauteur de la terminaison de la première incision.

Au cours de cette manœuvre, il importe que l'aide chargé de l'écarteur agisse vigoureusement et efface le plus possible son écarteur, en le tirant en dehors et en bas.

Il ne faut pas oublier que la scie a 3 cm. 1/2 de diamètre, que lorsqu'elle est à fond de course comme enfoncement dans l'os, elle le déborde encore de 2 centimètres. Son bord libre ne doit jamais rencontrer l'écarteur, sans quoi la scie, en acier surfin et supérieurement trempé, volerait en éclat.

De même, quand on fait agir la scie, il ne faut pas laisser dans le champ opératoire d'instrument métallique, telle qu'une pince hémostatique, qu'elle pourrait heurter. Le moindre choc brise la scie tournant à grande vitesse (1).

(1) Supprimer également toutes les compresses à portée de la scie dans le champ opératoire.

Pratiquement, une fois la scie retirée après qu'elle a tracé sa deuxième incision, le lit du greffon est découpé. Il ne reste plus qu'à libérer à

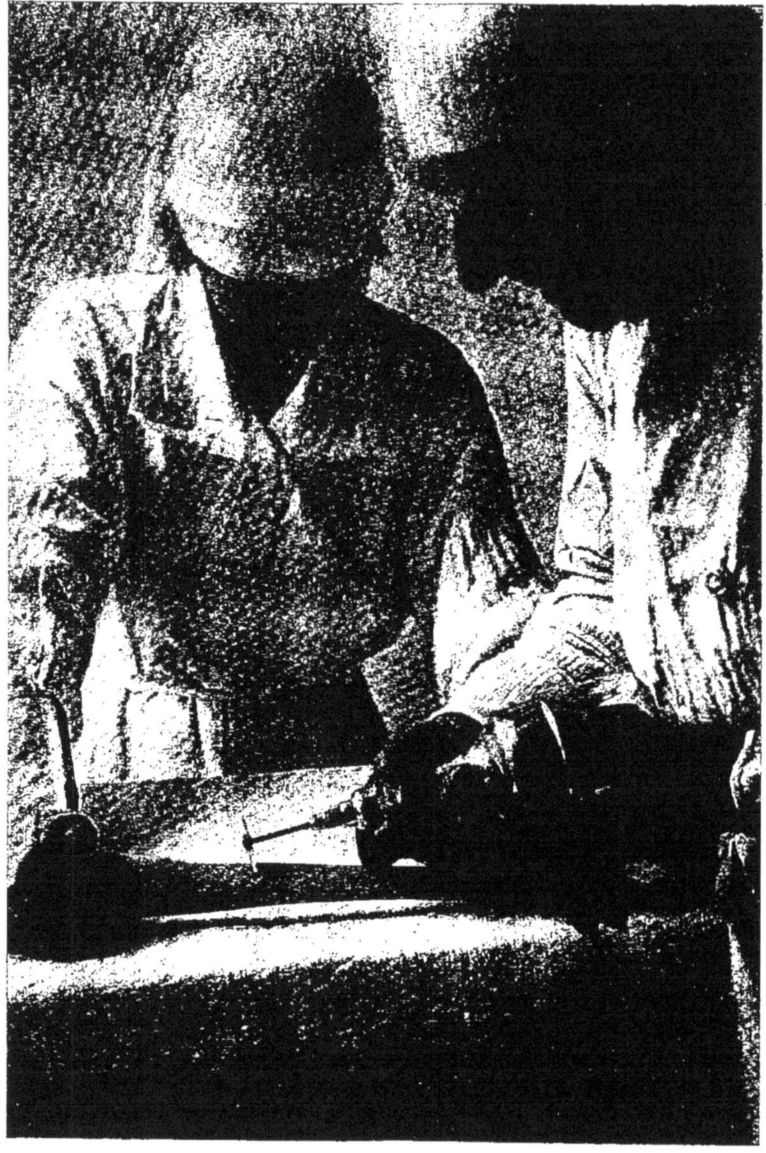

chacune des extrémités, sur chacun des bouts, la baguette d'os qui l'occupe encore. Ne pas oublier que dans le cas qui nous occupe, là où le lit est taillé sur deux fragments de tibia séparés, la baguette n'est adhérente que par une de ses extrémités, l'autre étant forcément libre puisqu'elle commence au niveau libre de chaque fragment osseux.

Pour libérer ce bout encore adhérent, on se sert de la petite scie fine spéciale, du diamètre de un centimètre, destinée par Albee à cet usage.

On la monte sur le moteur, et on donne un trait de scie sur la crête tibiale, au niveau de la terminaison des deux incisions premières, perpendiculairement à l'axe de l'os.

On est obligé de compléter ce trait de scie au moyen d'un ou deux coups du petit ostéotome fin large de un centimètre.

La baguette vient toute seule dans votre main et vous la mettez en réserve dans la cuvette à sérum chaud, afin de l'utiliser pour confectionner des chevilles destinées à fixer le greffon.

Elle laisse à sa place un vide sur la crête du tibia où il semblerait qu'on a taillé une marche d'escalier.

Vous procédez de la même façon, avec le même souci d'exactitude et de précision, pour tailler une marche d'escalier analogue, sur la crête tibiale appartenant au bout distal de la pseudarthrose. L'opération de la taille du lit de greffe terminée, reste à se procurer une baguette osseuse, dont la longueur doit être égale à celle de l'encoche en marche d'escalier du fragment proximal, plus à la longueur de l'intervalle qui sépare les deux fragments osseux, c'est-à-dire à l'étendue de la pseudarthrose, mesures prises sur le membre fortement mis en traction.

Supposez que l'étendue de la pseudarthrose soit de 4 centimètres, que la longueur totalisée des deux marches d'escalier soit de 12 centimètres, vous aurez à rechercher une baguette de 16 centimètres, que vous vous procurerez facilement sur le tibia du côté opposé.

Avant que d'aborder cet os sur l'autre jambe, vous insinuez dans vos encoches nouvellement taillées des bouts de compresses imbibées de sérum chaud. Vous recouvrez avec d'autres compresses également trempées dans le sérum toute votre plaie, vous tamponnez bien au sérum ses diverses anfractuosités et vous recouvrez le tout d'un champ stérile.

Vous penchant alors par-dessus la jambe ainsi préparée, vous enlevez le champ qui protégeait votre autre jambe passée à l'iode, et vous faites le long de la crête tibiale, avec un bistouri propre, et des gants propres, une longue incision, qui part un peu au-dessus des malléoles, pour remonter jusqu'à la tubérosité où s'attache le tendon rotulien.

Avec la pointe du bistouri rasant l'os, vous détachez la masse musculaire qui recouvre la face externe de l'os et vous complétez ce détachement à l'aide de la grosse rugine mousse de Lambotte, afin de bien dégager la face externe de l'os.

Le grand écarteur en râteau recline fortement les muscles de la partie externe en dehors et en bas. C'est alors que, sans changer de place, vous taillez de la même façon que tout à l'heure une baguette en règle d'écolier, ayant un centimètre de côté, sur l'os intact que vous venez de découvrir.

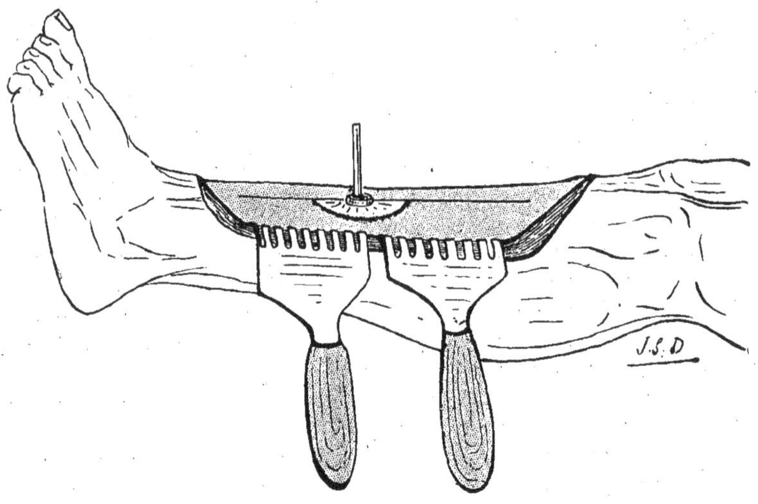

Cette baguette une fois détachée, coupée de la longueur voulue, s'incrustera exactement dans le lit qui lui a été préparé sur le tibia en pseudarthrose. La crête du tibia sain viendra prendre la place de celle du tibia pathologique, et la continuité de l'os sera rétablie. Ne pas oublier que votre greffon possède deux faces périostées, que ces deux faces doivent être laissées extérieures, et que les deux autres faces, taillées à même le cortex et l'endosteum, doivent venir s'appliquer sur le cortex et l'endosteum de l'os correspondant.

Il faut, au moment de couper le greffon à la longueur voulue, le laisser plus long d'un demi-centimètre que la longueur mesurée, cela afin qu'il puisse être introduit en force entre les deux fragments et avoir tendance à les écarter, pour pouvoir les remettre en pression (1). Le greffon ainsi installé est tellement bien incrusté dans l'encoche qui lui a été préparée, qu'il n'y aurait même pas besoin de le fixer pour qu'il reste en place.

Mais il est plus prudent de le faire.

C'est dans cette intention que l'on creusera sur le tibia en pseudarthrose, et sur chacun de ses fragments, deux tunnels osseux, à l'aide du plus petit des perforateurs que l'on peut monter sur le moteur. Ces tunnels passeront par-dessous le lit de greffe et transfixeront l'os de part en part en allant de sa face antéro-interne à sa face externe. On passera dans ces tunnels le fil dont on aura fait choix et on en nouera les chefs par-dessus le greffon, le nœud se trouvant à cheval sur la crête tibiale.

Mais il sera toujours préférable de fixer la greffe dans son lit par enchevillement. Les chevilles sont taillées au tour d'Albee, de la façon

____

(1) Tous les échecs proviennent de ce que l'on n'introduit pas en pression le greffon entre les fragments pseudarthrosés, de façon à rétablir la pression axiale primitive.

que j'ai indiquée plus haut, et aux dépens des fragments retirés des deux moitiés du lit de greffe aménagé sur les deux fragments en pseudarthrose, ou bien aux dépens des extrémités du greffon, pris sur le tibia sain, et auquel on donne, dans cette intention, un excédent de longueur.

Le greffon maintenu en place solidement, par les mors d'un davier d'Hawley, placé à chacune de ses extrémités, on arme le moteur d'un perforateur correspondant au calibre des chevilles, et on perfore d'abord sur le greffon un trou que l'on prolonge jusque dans la paroi du lit de greffe contre laquelle il s'appuie.

On enfonce la cheville dans ce trou, et, avec la petite scie fine, on abat ce qui dépasse.

On cheville ainsi le greffon au tibia au moyen de ces chevilles, ce qui est très suffisant.

Telle est la première façon de tailler la greffe et d'installer un greffon de remplacement de la crête tibiale.

Pour des raisons que je donnerai tout à l'heure, je préfère prélever mon greffon tibial un peu en dedans de la crête, tout en en restant très voisin.

La taille de ce genre de greffon demande trois incisions au lieu de deux.

Les deux premières incisions, celles qui portent sur la face antéro-interne du tibia, pourraient être taillées d'un seul trait de scie, avec la scie jumelée.

Cela peut se faire très bien.

Mais, pour des raisons de technique, qui disparaissent un peu ici, où on agit si près de la crête tibiale qu'on peut considérer qu'on reste sur elle, je préfère me servir de la scie simple à l'aide de laquelle je peux tailler des greffons dont les parois, opposées au lieu d'être parallèles, sont convergentes et donnent ce que j'appelle une greffe en cercueil.

Dans cette greffe, les deux bords latéraux, taillés dans la substance de l'os, convergent l'un vers l'autre et leurs plans prolongés se rencontreraient au centre du canal médullaire de l'os.

Cette disposition empêche le greffon de tomber dans le canal médullaire, à la condition que son lit de greffe soit taillé de la même façon.

La face supérieure du greffon est recouverte de périoste, sa face inférieure est tapissée par la moelle osseuse.

Dans la prise de greffe, en bordure de la crête, le canal médullaire n'est jamais ouvert, tellement l'os est épais dans cette région. Il faudrait s'avancer vers le milieu de la face antéro-interne du tibia, pour rencontrer le canal médullaire.

On peut donc, en toute liberté, ne pas tailler en cercueil la greffe que je vais décrire, et la découper à la scie jumelée.

Mais la scie simple est mon instrument de prédilection. Tout est affaire de convenances personnelles et d'habitudes, et il faut convenir de ses manies.

Ma première incision, pour la prise de greffe dont je parle, portera le long d'une ligne parallèle à la crête tibiale, et s'en éloignant tout au plus de 2 à 3 millimètres. Elle laissera persister une mince paroi externe, faisant partie de la face externe du tibia, suffisamment épaisse pour être perforée et recevoir et supporter fils et chevilles.

La deuxième incision sera parallèle à la précédente et distante d'elle vers le centre axial de la face interne de un centimètre ou de un demi-centimètre, suivant que vous désirez avoir une grosse baguette d'os ou une baguette moyenne.

Elle sera détachée à ses deux extrémités, d'abord à la scie fine, puis à l'ostéotome fin, et soulevée très facilement sans crainte de rupture.

Si on sentait de la résistance, on ferait agir la scie suivant un trait horizontal, portant sur la face externe du tibia, comme dans le cas où la greffe est prise sur la crête même et comprend ses deux versants interne et externe tous les deux périostés.

C'est à ce troisième trait de scie qu'il faudra avoir recours la plupart du temps, car, je le répète, le canal médullaire n'étant pas intéressé dans cette région par l'action de la scie dans ses deux traits portant sur la face antéro-interne, le greffon reste fortement adhérent par sa face profonde, et on ne peut l'avoir au ciseau.

Ce troisième trait de scie, tout en traversant le versant extérieur du lit dans lequel est située la greffe avant enlèvement, n'oblige pas à enlever cette paroi, qui reste tout de même adhérente au reste de l'os, sinon par sa base, tout au moins par ses deux extrémités.

Sur les deux bouts en pseudarthrose, on découpera les deux moitiés du lit de greffe, de la même façon, en observant le même écart, mais pour soulever le fragment osseux qui l'occupe, de chaque côté, par sa profondeur, on n'aura pas besoin du troisième trait de scie sur la paroi externe.

Chaque bout se présentant à l'opérateur de face et commodément, on insinuera l'ostéotome étroit et fin, à la profondeur voulue, et on soulèvera le fragment très facilement avec deux ou trois coups de maillet. Il importe ici que la paroi du lit de greffe confinant à la face externe soit intacte et suffisamment solide pour recevoir chevilles et fils.

Le greffon, coupé à la longueur voulue, sera couché dans son lit, toujours en force, et exactement chevillé ou maintenu par des fils.

Ce greffon n'aura que sa face supérieure recouverte de périoste, alors que le précédent en avait deux.

En revanche, ses deux parois latérales et sa face profonde seront faites d'os frais, fraîchement avivé, et reposeront sur des parois analogues du côté du lit, conditions excellentes pour une organisation rapide du greffon, à cause même du vaste contact avec des surfaces fraîchement découpées.

Un troisième procédé consisterait à prélever au centre même de la face antéro-interne du tibia une greffe en cercueil, qu'on incrusterait dans un lit creusé dans la région correspondante du tibia en réparation.

Cette greffe en cercueil aurait ses deux parois latérales en contact intime et immédiat avec les deux parois du lit de greffe. Sa paroi supérieure serait périostée, sa paroi inférieure tapissée de moelle deviendrait partie constituante du canal médullaire de l'os sur lequel elle aurait été transportée.

C'est là le type de la véritable greffe d'Albee, le greffon idéal, dans la composition duquel entrent toutes les couches de l'os : périoste, cortex, endosteum, moelle osseuse.

C'est la greffe que j'emploie le plus souvent, et qu'il faut employer de préférence à toutes les autres, car elle est totale.

Le greffon une fois mis en place, introduit en force entre les deux fragments pseudarthrosés, est réellement actif et efficace.

Mais il ne comble pas tout l'intervalle entre les deux fragments, et le vide qui reste entre eux favorise la production de tissu fibreux intercalaire, destiné à s'ossifier ultérieurement et à former le cal.

Depuis quelque temps, frappé par les beaux résultats communiqués par M. Delagenière, l'inventeur et l'apôtre des greffes ostéo-périostées, je combine sa méthode avec celle d'Albee, et j'augure de cette modification de technique, de cette association entre deux procédés excellents, des résultats extrêmement complets et peut-être plus rapides que s'ils étaient l'un et l'autre employés séparément.

CHAPITRE QUATRIÈME

La Greffe d'Albee et la Greffe de Delagenière combinées

TECHNIQUE DE L'AUTEUR

Dans un chapitre ultérieur, lorsque j'examinerai les procédés de greffe d'Albee et de Delagenière, au point de vue doctrinaire, j'exposerai avec le plus de développements possible tout ce qui a trait à la méthode des greffes ostéo-périostées, qui sont d'origine purement française, puisqu'elles appartiennent en propre à Ollier.

Je ne m'occuperai pour le moment que de la technique et je dirai comment je prélève personnellement les greffes ostéo-périostiques et comment je les installe.

Le grand avantage d'une greffe d'Albee, c'est qu'étant composée de toutes les parties constituantes de l'os, périoste et moelle inclus, elle représente une personnalité anatomique et physiologique complète, sous forme d'une baguette osseuse extrêmement solide, capable à elle seule de soutenir le poids de la partie du membre qui se trouve au-dessous d'elle, une fois qu'elle a été mise en place, et qu'on soulève ce membre. Elle joue donc le rôle d'une attelle puissante, appliquée directement sur deux fragments osseux interrompus, qu'elle maintient étroitement et solidement coaptés, sans déplacements possibles.

C'est à peine s'il est besoin de mettre le membre dans un appareil plâtré après qu'une greffe d'Albee a été posée sur lui, et ce qu'on en fait est de pure prudence.

Les greffes d'Albee présentent encore cet avantage immense, lorsqu'elles ont été introduites en force entre les deux fragments récepteurs, de replacer ces fragments dans les conditions dynamiques normales de pression s'exerçant longitudinalement tout le long de l'os ainsi reconstitué sans continuité, et dans le sens de son axe, — ce qui, je le répète et j'y insiste formellement, remet les éléments osseux de l'os dans la nécessité de redevenir actifs, pour refaire l'os, le rendre solide et capable de résister à cette pression.

Du fait de l'introduction, en force, d'une greffe d'Albee, qui rétablit la continuité d'un os, cet os se réveille, sort de sa torpeur, et éprouve le besoin impérieux de se reminéraliser (1).

Les greffes ostéo-périostiques de Delagenière ne sauraient prétendre à provoquer ce réveil de l'os, tout au moins aussi complètement que les greffes d'Albee. De par la manière dont elles sont prélevées, elles se présentent sous l'aspect de membranes molles, faites uniquement de périoste, à la face profonde duquel adhèrent le plus possible de cellules osseuses. On les dépose en les étalant au niveau de la perte de substance qu'il s'agit de combler, et il est absolument nécessaire de placer le membre dans un appareil plâtré qui maintient la réduction et l'écart voulu des fragments, car ces bandelettes ostéo-périostiques ne prétendent pas à jouer le rôle d'attelles internes, capables de suffir par elles seules à maintenir une réduction.

Se servir de la greffe d'Albee exclusivement, c'est se priver de l'appoint des greffes de Delagenière essentiellement productrices de tissu osseux de par l'étendue de leur surface sécrétante.

Se servir exclusivement des greffes de Delagenière, c'est renoncer aux avantages énormes présentés par la greffe d'Albee, dont je viens d'énumérer quelques-uns.

Mais les deux façons d'employer des greffes osseuses ne sont pas incompatibles. Bien au contraire, les deux manières peuvent s'associer et le résultat de leur association sera certainement très avantageux.

Mais voilà, il y a deux méthodes en présence. Et, à l'habitude, les partisans de deux méthodes opposées sont adversaires nés et entre eux la conciliation n'est pas possible.

Je ne partage pas cette manière de voir, et je sais, parce qu'il m'a fait l'honneur de me le dire et de me l'écrire, que l'auteur de la méthode des greffes ostéo-périostiques, M. Delagenière, ne la partage pas non plus. Je sais qu'il a accueilli avec beaucoup de sympathie l'idée que je lui ai soumise de combiner dans la même intervention ses greffes et celles d'Albee. Je sais qu'il est tout disposé à procéder de son côté de la même façon que moi.

Ce grand mot de méthode, partout où il apparaît, devient le grand facteur de discussions et de querelles stérilisantes, entre gens que rien ne peut plus rapprocher.

Chacun se drape dans sa méthode et regarde de son haut l'auteur de la méthode concurrente.

(1) C'est là un aspect de la question qui a échappé à Albee, qui nulle part n'insiste sur la nécessité d'introduire ses greffes en force entre deux éléments pseudarthrosés. Le chirurgien américain n'avait pas aperçu le fait que j'ai signalé le premier : à savoir qu'un os se déminéralise dès qu'il cesse d'être en pression, dès qu'il cesse de travailler.

A-t-on assez abusé de ce mot néfaste et malencontreux. Jamais autant que pendant la grande guerre. Le plus petit chirurgien de la plus modeste ambulance avait sa méthode à lui, et on n'entendait dans les sociétés et on ne lisait dans les publications que des communications où l'expression « ma méthode » revenait sans cesse. Quelquefois cependant, on se servait d'un mot un peu moins sonore, et on concédait quelque chose à la modestie en disant « mon procédé ».

Puissions-nous être débarrassés de cette épidémie de méthodes et de procédés en nous répétant qu'il n'y « a pas grand'chose de nouveau sous le soleil » (1).

En ce qui me concerne, je tiens à déclarer qu'en proposant, après avoir déjà mis ce projet à exécution, de combiner la greffe d'Albee avec la greffe de Delagenière, je n'ai pas en vue de vouloir me poser en chirurgien inventeur d'une méthode nouvelle à laquelle il veut attacher son nom. Mes ambitions ne vont pas jusque-là et sont d'un ordre beaucoup plus modeste. Elles se bornent au désir de faire du prosélytisme auprès des chirurgiens attachés aux pratiques d'Albee, et auprès de ceux que retiennent exclusivement les façons de faire de Delagenière, pour les amener à essayer, puis à adopter ce que l'on pourrait appeler la méthode française de greffes combinées. Je m'estimerais satisfait si je pouvais jouer entre les deux partis le rôle d'un agent de liaison efficace, mot encore de circonstance en cette fin de guerre.

Je crois qu'en tentant cette fusion entre deux procédés tous deux excellents, j'agis dans l'intérêt des 15.000 membres ballants qui attendent pour se faire opérer, d'être éclairés. Lorsque l'unanimité des opinions sera faite sur leurs cas, ils viendront à l'hôpital avec beaucoup plus de confiance.

Ces pauvres gens ne savent guère à quoi se déterminer. On a trop longtemps fait, des opérations de greffe, quelque chose de mystérieux et de quasi sorcier. On a trop répété dans certains milieux : il n'y a qu'un tel qui sache faire les greffes, et on a eu recours à toutes sortes de manœuvres pour empêcher les porteurs de membres ballants d'aller à tel chirurgien, parce qu'on leur laissait entendre qu'il n'y avait que tel autre capable en France de les opérer et de les guérir (2).

Non, la pratique des greffes n'a rien de mystérieux ni rien de difficile. Il suffit pour réussir d'avoir une grande expérience, d'être très bien outillé, de ne pas être maladroit, et surtout d'avoir un esprit ouvert, et prêt à accepter tous les perfectionnements d'où qu'ils puissent venir.

Avant que de me décider à prendre la plume pour consigner dans un livre le résultat de ce que j'ai fait *et de ce que j'ai appris tout seul,*

---

(1) Many men, many minds, ou bien encore : « Notre science n'est que réminiscence » (Platon).

(2) Je note pour mémoire les manifestations devant la « *Démocratie nouvelle* » de soldats noirs, illettrés, réclamant et signant des pétitions pour être opérés par tel chirurgien éminent, dont ils ne savaient ni écrire ni prononcer le nom. On peut dire, pour le moins, de ces manifestations, qu'elles *étaient bien spontanées.*

j'ai beaucoup hésité et beaucoup attendu, car j'ai une certaine pudeur de plume, et j'aime à ne parler que pour dire des choses utiles.

Ce qui m'a décidé, c'est justement le désir de mettre fin à cette situation bizarre qui aurait eu pour aboutissant, si elle s'était prolongée, de laisser croire aux intéressés que la greffe n'était qu'une opération d'exception, une sorte de tour de force qui ne pouvait être exécuté que par certaines grandes vedettes ayant reçu du ciel un don particulier.

Je livre ici tous mes secrets personnels et j'essaye, en insistant, parfois peut-être d'une façon trop accentuée, sur tous les détails et tours de main de technique, à mettre la spécialité que j'exerce depuis 1916 à la portée de tous pour le plus grand profit des blessés porteurs de membres ballants. Ma seule revendication est une revendication d'incontestable priorité.

Mais revenons à nos greffes.

Fidèle à mon programme de donner au lecteur un manuel de technique opératoire, terre à terre, un peu livre de cuisine si on veut, mais pratique, je dirai tout de suite ce que je fais personnellement.

Je commence, bien entendu, par rétablir la continuité du membre sur lequel j'opère, le tibia si vous voulez bien, par le remettre en pression axiale, en installant au niveau de la crête, ou bien sur sa face antéro-interne, une greffe totale d'Albee par incrustation, que je fixe solidement et qui, une fois introduite en force et avec exactitude dans sa rainure, jouera le rôle d'une attelle immédiatement appliquée sur les os que l'on a le dessein de vouloir réunir d'abord, reconstituer ensuite.

Je ne reviendrai pas sur les avantages de cette greffe d'Albee.

Mais la greffe d'Albee passe sur la perte de substance, comme un pont sur un précipice, et ne comble pas ce précipice. Il reste donc autour d'elle un vide énorme entre les fragments mis en présence. Ce vide sera ultérieurement comblé par le greffon lui-même, qui, dès qu'il sera appelé à fonctionner, à supporter le poids du corps, puisqu'il s'agit du tibia, s'organisera pour remplir les fonctions qu'il est appelé à remplir, augmentera de volume, de puissance, se modèlera et prendra finalement la forme du tibia sur lequel il est incrusté, obéissant par conséquent à la loi de Wolff. Ce travail de développement du greffon, à la fois dynamique et morphologique par ses transformations, est très long et ne se termine qu'après de longs mois.

On risque, à attendre, que du tissu fibreux, et c'est la règle, cicatriciel, ne s'insinue entre les fragments affrontés, dans le but de combler le vide existant. Tout ira bien si ce tissu fibreux se transforme et s'incruste suffisamment en substances minérales. Mais le cal peut rester fibreux et ne pas devenir osseux, et autour de ce cal fibreux le greffon solidaire peut être étouffé et rester stationnaire. Il peut même se raréfier et disparaître, surtout s'il y a eu la plus légère suppuration (1).

---

(1) On a dit que la suppuration légère ne nuisait pas à la bonne prise d'une greffe. Je m'inscris formellement en faux contre cette opinion que je considère comme particulièrement dangereuse.

Et c'est ici qu'intervient la greffe de Delagenière et qu'apparaît son utilité.

Nous ne demanderons pas à cette greffe de remplacer jamais le rôle mécanique du greffon d'Albee et de jouer le rôle d'attelle, pour lequel elle n'est pas faite. Nous lui demanderons simplement, et ce simplement est énorme, de faire de l'os tout autour de ce greffon d'Albee, qui en fera de son côté. La sécrétion osseuse des greffes à la Delagenière venant s'ajouter à celle de la greffe d'Albee, il est vraisemblable que la perte de substance du membre ballant sera comblée avec une rapidité beaucoup plus grande que si la greffe d'Albee était seule pour suffire à la besogne.

Ma pratique tend donc à organiser tout autour de la perte de substance, et de chaque côté de la greffe-attelle d'Albee, une virole constituée par une série de greffes ostéo-périostiques, venant au contact les unes des autres et finissant par former une couche continue sécrétante autour des extrémités des fragments à reconstituer.

Voici ma façon de procéder.

Sur le tibia même où j'ai prélevé le greffon d'Albee, je prélève aussi les greffes de Delagenière.

Je me sers toujours de la scie circulaire de mon appareil d'Albee que je fais agir à grande vitesse.

En faisant travailler cette scie parallèlement à la surface plane antéro-interne du tibia, je détache un copeau très mince, d'un millimètre d'épaisseur, de cette surface, et j'obtiens des copeaux d'épaisseur uniforme, sur la longueur que je désire, suivant les cas. Il est très facile de soulever un copeau long de 6 à 8 centimètres, ce qui est une longueur courante, et large de 1 à 2 centimètres.

La figure ci-contre, dessinée par moi, comme toutes celles de ce livre, montrera mieux que mes explications la façon dont il faut se servir de la scie.

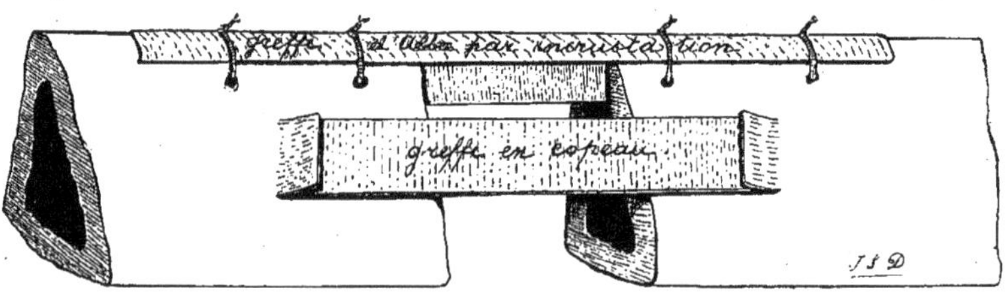

Aux deux extrémités du copeau, un trait de scie en détermine les limites. Il est fait de même pour le grand côté inférieur. Le grand côté supérieur appartient à la section nécessaire pour l'enlèvement du greffon pris sur la crête tibiale.

Les copeaux peuvent être ainsi enlevés, par série les uns au-dessous des autres, sur toute la longueur du tibia.

Ces copeaux se présentent donc sous la forme de tablettes rectangulaires (1), égales entre elles, parfaitement régulières, qui sont chacune comme une petite planchette mince, flexible, et très résistante.

Ils se composent d'une face extérieure entièrement recouverte de périoste, et au-dessous de cette couche périostée règne une couche d'os ininterrompue. On peut encore comparer ces copeaux à un morceau rectangulaire de bois de placage.

Et c'est bien à faire du placage qu'ils sont destinés.

Installons-les maintenant où ils doivent prendre place.

Les fragments de l'os en pseudarthrose sont en surface, et, partout où cela est possible, avivés et rendus plans, en quelque sorte rabotés par l'action de la scie circulaire, agissant parallèlement à leur surface, et détachant de cette surface un mince copeau d'os.

Avant que de faire agir la scie pour aviver l'os, il faut décoller le périoste de toute la face que l'on veut aviver, relever ce périoste et le rejeter sur le bout d'os, par en haut et par en bas, vers sa base.

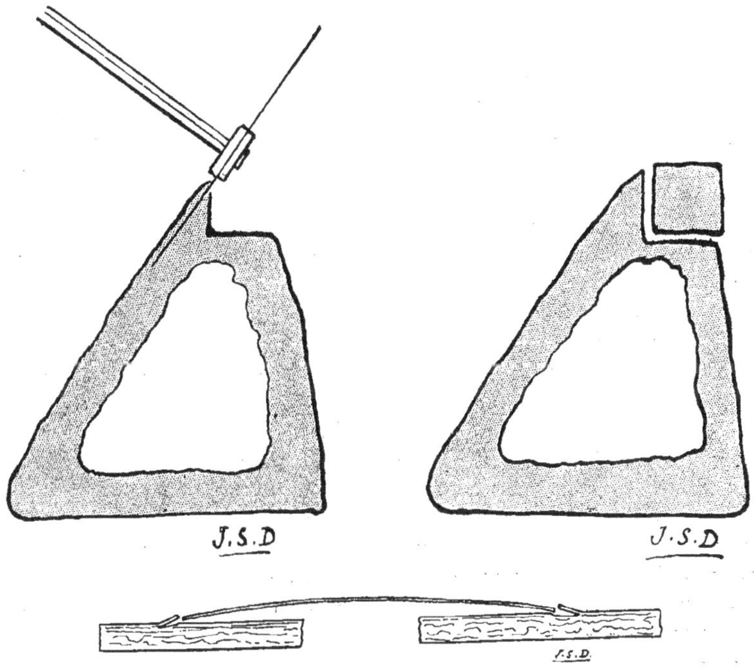

J'ai dit que mes copeaux de placage étaient très flexibles et très résistants. Ces propriétés méritaient d'être utilisées, et cela m'a donné l'idée d'avoir recours, pour les fixer, à un artifice fondé sur leur flexibilité et sur leur solidité.

(1) Je ne saurais mieux comparer ces copeaux qu'aux tablettes de chewing-gum, que les Américains sont accoutumés à mâcher.

On a le sentiment, quand on tient entre les doigts une de ces lamelles d'os de placage, qu'on manie une bande de mêmes dimensions, empruntée à une carte à jouer.

Si, prenant la longueur exacte du morceau que l'on veut plaquer sur l'os, on taille à la distance correspondante, sur chacune des extrémités des bouts pseudarthrosés, une petite entaille peu profonde, haute de 1 ou 2 centimètres, avec la scie circulaire, et qu'on laisse subsister le petit volet osseux qui se détache de la surface de l'os, comme couvercle de cette entaille, il sera facile, en ployant votre planchette d'os entre les doigts ou avec deux pinces plates, d'en insinuer chaque extrémité dans l'entaille préparée, en laissant se rabattre sur cette extrémité le petit volet qu'a soulevé la scie. Ce volet retiendra l'élément de placage en place. On prendra alors le lambeau de périoste retroussé au début de l'avivement et on le rabattra sur la surface périostée de la greffe en copeau.

On peut de la sorte installer et fixer très solidement, ma foi, une virole continue d'éléments ostéo-périostiques propres au placage, et dont la surface sécrétante s'appliquera sur de l'os avivé, pour une bonne partie de son étendue, et qui comblera par ailleurs le vide laissé par les éléments pseudarthrosés.

Rien d'étranger ne pourra donc plus s'insinuer entre les bouts d'os en pseudarthrose, et la virole que je viens de construire est infiniment préférable, parce qu'active, aux pelotons de catgut que j'interposais autrefois entre mes fragments.

Telle est la technique à laquelle je me suis arrêté et que j'ai improvisée en opérant deux pseudarthroses tibiales que j'ai abordées sans plan préconçu.

Je crois que les greffes ostéo-périostiques que je prélève à la scie, solides et flexibles à la fois, sont nettement supérieures à celles que taille M. Delagenière à l'ostéotome. Elles présentent entre autres avantages, celui de pouvoir être installées sans moyens de fixation compliqués, en un manchon continu, autour de l'os. Ce manchon, grâce à la rigidité relative des éléments qui le constituent, ne se laissera déprimer que très légèrement par une forte pression venant agir sur sa surface périostée.

Le seul point de critique que j'aperçoive, et qu'on pourra soulever, réside dans la difficulté matérielle du temps de la taille de ces éléments de placage. Il est bien évident que ce temps est délicat, mais je ne trouve pas qu'il présente de difficulté réelle. Il suffit de savoir bien manier la scie d'Albee qui est, je le répète, un instrument merveilleux, se prêtant à tout.

Le procédé nécessite aussi la possession de l'outillage électrique d'Albee, très difficile à se procurer en ce moment (1).

Je ne crois pas en effet que l'on puisse prélever des éléments de pla-

(1) J'ai la bonne fortune de posséder tous les catalogues descriptifs de la Kny-Sheerer Corporation, et je me ferai un plaisir de les communiquer à ceux que ces magnifiques ouvrages pourraient intéresser.

cage aussi minces et aussi régulièrement homogènes que ceux que j'obtiens, avec un ciseau, pour aussi large, aussi mince et aussi tranchant qu'il soit.

En tous cas, cette manœuvre faite au ciseau demandera toujours un temps assez long, tandis que j'enlève une plaque longue de 7 centimètres, et large de 2 centimètres, en moins d'une minute.

Les avantages qu'assure l'instrumentation d'Albee sont donc considérables.

La technique que je viens d'exposer dans les pages précédentes est universelle, ce qui signifie qu'elle s'applique à tous les os pouvant être le siège de pseudarthroses.

Comme généralités sur les greffes de réparation, on pourrait écrire encore bien des pages. Mais ce serait entreprendre une composition didactique qui n'est ni dans mon programme ni dans mes vues dénuées de toute prétention. On ne trouvera dans ce travail, entièrement personnel, et si je puis dire, tout de mon cru, aucune lourde compilation à l'allemande pour laquelle j'ai eu toute ma vie la plus grande aversion. Je laisse à d'autres, que cette besogne pourrait tenter, le soin d'établir l'historique des greffes osseuses et d'exposer les divers travaux qui ont pu précéder le mien, travaux que je me suis bien gardé de lire, à l'exception du livre d'Albee, par crainte de me laisser influencer par eux et de déflorer ma pensée (1).

Je trouve cependant utile d'insister sur quelques points : les os pseudarthrosés les plus difficiles à maintenir sont les os isolés, tels que le fémur et l'humérus. Les os doubles sont autrement simples à opérer et à contenir.

Il faut apporter dans sa chirurgie l'esprit le plus simple et le moins compliqué.

Pour aborder un fémur et le greffer, il ne faudra pas s'aviser d'inaugurer une voie d'abord nouvelle. Cet os doit être approché classiquement par la voie externe. Les tentatives faites par la voie antérieure, et encore bien plus par la voie interne, ont toujours donné des mécomptes sinon de sérieux déboires.

Il en est de même pour l'humérus.

La face chirurgicale du tibia est la face antéro-interne, à peine est-il besoin de le dire.

Il faut se garder, en cheminant vers un os, de faire de grands délabrements musculaires. Le muscle est l'organe qui résiste peut-être le moins à l'infection. Les déchirements de muscles entraînent l'hématome, source de suppuration.

(1) La science allemande, si pleine de prétentions à l'impeccabilité, est infiniment comique à certains moments. Ne trouvait-on pas récemment dans un *Index médicus* qui fait autorité, à propos des sources à consulter sur la vie cellulaire des plantes, la savoureuse indication que voici : « *Vie cellulaire*, Ch. BAIHAUT : Impressions cellulaires, » autrement dit les impressions de la vie de cellule de l'ancien ministre prévaricateur du Panama ! !

L'hématome nuit à la bonne prise des greffes presque autant que la suppuration.

N'oublions pas que la peau cicatricielle et le tissu cicatriciel sous-jacents, doivent être réséqués.

N'oublions pas davantage, une fois les extrémités osseuses en pseudarthroses révélées, de les débarrasser de tous les ostéophytes qui les hérissent, de supprimer les extrémités fongueuses, de rétablir le canal médullaire obturé, de rechercher l'os sain et de le ramener en surface.

Ne jamais mettre au contact des surfaces osseuses avivées, ou du greffon ou de son lit de greffe, des antiseptiques violents, ou même de l'alcool ou de l'eau alcoolisée. Ne se servir au cours de l'opération que de sérum physiologique chaud, ou de sérum hypertonique.

Ne pas employer de moyens de contention métalliques, en dehors des bandes d'aluminium flexible de Sir Fred-Trêves.

Donner toutes ses préférences aux chevilles osseuses et au tendon de kangaroo.

CHAPITRE CINQUIÈME

Principes directeurs de l'emploi des Greffes osseuses

Les greffes osseuses ont pris naissance du jour où, en 1858, Ollier, professeur à la Faculté de Médecine de Lyon, décrivant sa technique de résection sous-périostée, montra qu'il était possible de refaire de l'os, à la condition de conserver le périoste.

En attribuant au périoste un rôle sécréteur de tissu osseux, le chirurgien lyonnais commettait une erreur aujourd'hui reconnue par tous, et même par ses élèves. L'os seul est capable de fabriquer de l'os, et le succès des greffes périostiques d'Ollier résultait de ce fait, qu'il conservait à la face profonde du périoste qu'il rabattait, bon nombre de cellules osseuses, détachées de l'os sous-jacent, du bout tranchant de sa rugine.

Tout le monde est d'accord aujourd'hui pour déclarer que le périoste isolé est incapable de régénérer l'os, et il faut lire à ce propos le travail de M. Leriche et aussi celui de M. Polycar. Les expériences et les examens histologiques de ces deux élèves d'Ollier sont particulièrement démonstratifs.

M. Heitz-Boyer a fait lire par M. le professeur Quénu, à l'Académie des Sciences, un mémoire qui s'accorde avec les conclusions de MM. Leriche et Polycar, et qui réserve au seul tissu osseux le pouvoir ostéogénétique.

Certains auteurs et des plus modernes ont une tendance marquée à reporter sur la moelle osseuse le rôle qu'Ollier faisait jouer au périoste (1).

Pour eux, dans la moelle se trouverait la source féconde du pouvoir ostéogénétique.

Il n'existe pas, en vérité, dans l'os de couche histologique réservée

---

(1) Mon opinion personnelle, qui vaut ce qu'elle vaut, est que la moelle osseuse joue un rôle capital dans la régénération osseuse, d'où la nécessité d'employer la greffe d'Albee qui comprend toutes les couches de l'os, de la moelle au périoste.

à la production de l'os et à sa régénération. L'os tout entier participe à ce travail, et, je le répète, seule la cellule osseuse peut produire du tissu osseux.

On se trouvera donc bien, dans la pratique, de faire entrer dans la composition d'un transplant osseux, tous les éléments constitutifs de l'os, y compris le périoste et la moelle.

Les expériences instituées en vue de démontrer qu'un greffon d'os, dépourvu de périoste, prend très bien et prolifère, ne prouvent rien au point de vue de la chirurgie pratique. Elles n'ont qu'un intérêt théorique.

Elles n'empêcheront jamais les chirurgiens de conserver du périoste à la surface de leurs greffons.

Il y a, à cette manière de faire, une raison capitale. Que doit-on souhaiter après qu'on a installé un greffon d'os dans son lit de greffe et qu'on l'a enfoui le plus soigneusement possible, en ramenant par-dessus lui les tissus voisins ? Qu'il se vascularise, et que dans le plus bref délai il s'établisse, entre lui et les tissus qui le recouvrent, une circulation commune très abondante.

Il est évident qu'en grattant le périoste à la surface du greffon, on mettra à nu la surface de l'os et on rendra béants les orifices des canaux de Havers, à travers lesquels les capillaires sanguins distribuent à l'os le liquide nourricier.

Mais est-il besoin de cette manœuvre, qui, je le répète, est parfaitement rationnelle lorsqu'elle s'applique à un bout de péroné enfoncé dans un tunnel creusé dans le col du fémur, comme le fait M. le professeur Delbet avec raison. N'oublions pas qu'à l'état normal la couche profonde du périoste est largement parcourue par des capillaires sanguins qui viennent de l'os ou qui y pénètrent.

Si le périoste est intact, rien n'empêchera que ses bords saignants ne se réunissent par première intention avec les bords correspondants du périoste de l'os récepteur ou avec les tissus environnants et que la circulation du périoste au greffon de l'os ensuite, ne soit par cela même plus rapidement rétablie, les communications entre les vaisseaux des canaux de Havers et ceux de la face profonde du périoste n'ayant à aucun moment été détruites.

A priori, et si on considère les faits du point de vue de l'anatomie générale, il semble parfaitement illogique de vouloir attribuer à la face profonde du périoste un rôle dans la production de l'os. Si l'on procède par analogie et si l'on compare, on voit bien en effet que tous les organes qui forment ce que l'on appelle l'appareil locomoteur ont entre eux des similitudes frappantes dues à leur origine commune.

On passe insensiblement du muscle à l'os, par l'intermédiaire du tendon. Muscle, tendon et os sont enveloppés d'une même gaine. L'aponévrose qui enveloppe le muscle se prolonge sur le tendon pour l'entourer, et là où s'implante le tendon, il est bien difficile de dire où commence l'os et où finit la substance tendineuse. De même est-il impossible de dire où commence le périoste et où finit la gaine du tendon, qui n'est elle-même que l'aponévrose d'enveloppe du muscle. Le tendon peut s'ossifier, et l'aponévrose également. Rappelons-nous que l'os de nouvelle formation peut apparaître au niveau de l'aponévrose d'enveloppe des muscles de la cuisse, chez les hommes de cheval.

Or, je ne sache pas que quelqu'un ait jamais voulu attribuer à la gaine aponévrotique d'un muscle ou d'un tendon le pouvoir de refaire du muscle ou du tendon. Pourquoi cette gaine transformée en gaine d'enveloppe de l'os aurait-elle un rôle à jouer dans la production de l'os ?

Les gaines musculaires, tendineuses et osseuses, sont étroitement apparentées et sont formées du même tissu, qui change de nom d'après la situation qu'il occupe. Ce tissu jouit partout des mêmes propriétés, et il est certainement destiné à remplir partout le même rôle, vis-à-vis des organes qu'il enveloppe.

Ce rôle est essentiellement protecteur. Un muscle privé de sa gaine dégénère et devient une proie facile pour l'infection : un tendon privé de sa gaine s'exfolie et peut s'infecter ; un os privé de sa gaine s'exfolie et peut s'infecter.

C'est donc un rôle de protection, surtout, que le périoste est appelé à jouer vis-à-vis de l'os.

Nous avons tous remarqué, par ces temps de fractures ouvertes et de foyers osseux exposés aux influences extérieures, qu'au bout de quelques pansements purement neutres et aseptiques, le périoste d'un os exposé devient terne, noirâtre, se parchemine, puis disparaît. L'os reste alors directement à découvert. A son tour, la surface exposée de l'os devient terne, noirâtre, éburnée, et il se détache d'elle, au bout d'un certain temps, une lamelle de nécrose exfoliatrice sous laquelle on retrouve un os bourgeonnant et vivant.

L'os dépourvu de périoste, exposé aux influences ambiantes, est donc destiné à être détruit sur une certaine épaisseur. C'est pour cela que le périoste doit être respecté et maintenu en place, car il joue vis-à-vis de l'os un rôle non seulement nourricier, mais surtout protecteur.

Dès que la protection disparaît, l'os s'altère.

Aussi faut-il, au fond des foyers osseux exposés, retapisser l'os avec tout le périoste disponible, et aussi avec des lambeaux d'aponévroses ramenés sur lui. Il est bon de mettre au contact direct de cet os et de ses membranes de recouvrement, des compresses imbibées de sérum physiologique chaud, bien essorées, afin de lutter contre la dessiccation des membranes de recouvrement de l'os et maintenir leur perméabilité.

Il est évident qu'avec un greffon bien enfoui on n'aura pas à redouter de dessiccation du périoste.

En somme, le périoste est surtout une membrane de protection pour l'os, comparable en tous points à la membrane qui forme gaine ininterrompue autour des muscles et de leurs tendons. Elle supporte des vaisseaux allant à l'os ou en venant et se laisse traverser par de grosses artères nourricières qui assument le rôle principal dans la nutrition de l'os.

Le périoste est incapable de refaire de l'os. Seule la cellule osseuse peut fabriquer du tissu osseux.

La question est définitivement tranchée aujourd'hui et il est oiseux de la débattre.

Ce qui domine la question des greffes, c'est la qualité même du tissu que l'on veut transplanter.

On aurait tort de conclure, à la suite d'une réussite de greffe d'os, qu'on peut aisément transplanter et greffer tous les tissus.

« *Plus élevée est la spécialisation de la cellule fondamentale d'un tissu, moins remarquable est son pouvoir de résistance et de prolifération.* »

« Les tissus de l'ordre le plus inférieur, ceux qui ont le moins besoin d'une nutrition propre, continuent à vivre plusieurs jours sur leur propre substance, sur le sérum qui les imprègne ; tandis que ceux qui sont le plus hautement spécialisés sont voués à une nécrose rapide s'ils ne sont pas nourris par l'apport d'une circulation sanguine abondante.

« Plus un tissu sera richement vascularisé, moins sa survie sera facile dès qu'il aura été détaché.

« Dans les tissus élémentaires, tels que l'os, la graisse, les fascia, les tissus connectifs en général, la vie cellulaire individuelle peut être entièrement indépendante de la vie organique ou somatique générale, et ces cellules peuvent conserver leur vie propre après avoir été détachées de l'organisme vivant.

« Les organes richement vascularisés comme le muscle, hautement spécialisés et vascularisés comme les nerfs et la substance nerveuse, sont peu favorables à la greffe et leur transplantation est suivie d'échecs.

« La puissance végétative de la cellule osseuse est aussi grande que celle des cellules épithéliales, et si l'on admet non seulement la vitalité de l'épithélium transplanté, mais aussi sa puissance de prolifération expansive et si on juge par analogie, la cellule osseuse doit montrer une égale capacité de vitalité et de prolifération lorsqu'elle est transplantée.

« En ce qui concerne le volume de la greffe, plus petites sont ses dimensions, plus grande est sa prolifération. » (Macewen, cité par Albee.)

Ces principes une fois posés, reste à savoir de quelle façon agit et se comporte une greffe osseuse, malgré que cela soit d'un intérêt purement théorique et que je m'attache à considérer surtout, dans ce travail, les côtés pratiques de la question, et les effets cliniques des greffes.

Je suis d'avis que la greffe possède une force ostéogénétique intrinsèque et qu'elle agit en conséquence de cette force.

D'autres diront qu'elle se comporte simplement comme une armature ostéo-conductrice.

Je suis d'accord avec les partisans de la seconde opinion, en ce sens, que j'attribue une importance de premier ordre aux conditions d'installation de la greffe, qui doit être assez puissante pour replacer la totalité de l'os dans ses conditions normales de pression axiale.

Je suis d'accord avec eux pour dire que la greffe joue un rôle mécanique capital dans la remise en train du pouvoir ostéogénétique d'un os tombé en sommeil du fait de son interruption.

Je suis d'accord pour dire que, grâce à cela, la greffe joue le rôle d'excitateur de l'ostéogénèse dans l'os récepteur (1).

Mais cela ne veut pas dire que le greffon reste inerte et se borne à agir dynamiquement.

Bien au contraire, il sécrète de l'os pour son propre compte, et cette action s'ajoute au travail ostéogénétique que sa présence a suffi pour réveiller dans l'os greffé.

Albee cite les observations de nombreux auteurs, tels que Macewen, Mc. Williams, Phemister, Cotton et Löder, et les siennes propres, qui établissent la vitalité réelle et le pouvoir ostéogénétique propre de la greffe.

Il m'est arrivé par trois fois de constater *de visu* l'organisation parfaite et la bonne prise de greffes installées par moi.

Je possède une aquarelle qui représente une pièce osseuse prélevée sur un de mes opérés. Cet homme, porteur d'une greffe du tibia, se cassa la jambe en tombant dans un escalier. Je crus devoir le greffer à nouveau.

Mon lit de greffe fut creusé à la place même où avait été établi sur le tibia le lit de greffe de la première opération.

Je trouvai ce premier lit de greffe occupé par le greffon que j'y avais incrusté trois mois auparavant et je dus l'enlever en haut et en bas sur les deux fragments désunis, pour refaire un lit de greffe.

Je m'arrangeai pour enlever, par l'action de ma scie, une certaine partie du lit de greffe en même temps que le greffon et obtenir la pièce à laquelle je fais allusion.

On peut se rendre compte sur le dessin, comme je le fis directement, de la parfaite adhérence du greffon aux parois de son lit de greffe. De plus, le greffon est très richement vascularisé et est manifestement le siège d'une circulation fort active.

Dans un cas analogue, j'ai pu enlever une pièce identique sur un humérus en pseudarthrose, précédemment greffé à Rennes par le docteur Marquis.

La greffe était ici également solidement adhérente à sa rainure d'incrustation, et se confondait littéralement avec l'os récepteur. Elle vivait et saigna abondamment, à la section. Elle s'était rompue et n'avait pas augmenté de volume dans sa partie libre moyenne, très probablement parce qu'elle était trop courte et n'avait pas été introduite en force entre les deux bouts de l'humérus fracturé.

Une autre fois, j'avais fait une greffe transarticulaire sur un genou

---

(1) Il faut faire les greffes très minces. Si on a recours à des greffes épaisses, il faut les débiter en plusieurs tranches, sans les disjoindre, comme le tronc d'arbre que débite, en planches parallèles, la scie du scieur de long.

ballant. Ma greffe, incrustée en haut sur le fémur, passait à travers l'articulation pour venir s'incruster dans le tibia, sur lequel elle descendait un peu au-dessous de la tubérosité.

Le malade était guéri et marchait, lorsque, par suite du retour aux dimensions normales de son genou, l'extrémité du greffon vint faire saillie en soulevant la peau, au niveau de la tubérosité du tibia. Auparavant, cette pointe du greffon ne s'apercevait pas, noyée qu'elle était dans le gonflement général du genou et de la jambe, longtemps envahis par un œdème dur.

Je me déterminai à abattre cette pointe : J'incisai la peau autour de ma pointe saillante, je la fis sortir par la boutonnière pratiquée et je l'abattis d'un coup de scie circulaire en rasant la surface du tibia.

Dans cette résection, seule l'extrémité du greffon fut intéressée par la scie. Or, cette section osseuse saigna abondamment et je dus, après avoir suturé la peau par-dessus, exercer une certaine compression pour arrêter l'hémorragie.

Je possède encore un tibia greffé, dont le porteur marchait depuis des mois sans aucun secours, et que je pus me procurer à la suite d'un désastre dû à une grippe infectieuse, au moment de l'épidémie sévère qui régna un peu partout en 1917.

Sur cette pièce, on peut constater qu'une perte de substance considérable a été intégralement comblée par une greffe d'Albee, et que le tibia est devenu puissant et solide.

Quoi qu'il en soit, cliniquement, et macroscopiquement, je crois être renseigné suffisamment pour pouvoir affirmer qu'une greffe d'Albee, faite suivant la technique minutieuse que j'ai décrite, prend par première intention avec les parois de sa rainure d'incrustation, qu'elle vit puisque le sang circule en elle abondamment, et enfin, qu'elle se développe puisque j'ai obtenu la réparation de vastes pertes de substances osseuses, grâce à son emploi.

Pour compléter mes informations personnelles, je me permettrai de faire des citations empruntées à l'ouvrage d'Albee.

« Cotton écrit : « Toutes nos pièces montrent une survie uniforme de l'os transplanté, chaque fois que la technique a été convenable.

« Les fragments transplantés se fixent très rapidement dans la place où on les a mis.

« Les préparations histologiques obtenues à des intervalles variés, montrent une série de changements dans les parties osseuses des greffes, dont les plus importantes sont constantes et bien définies.

« Le tableau essentiel est le suivant :

« 1° La disparition précoce des corpuscules osseux dans les trabécules de l'os qui a reçu la greffe, à une courte distance de la partie opérée ;

« 2° Sans qu'il y ait aucune perte de substance (ou aucune réaction marquée autour du corps étranger) de l'os au sein duquel les corpuscules ont disparu, cet os se recouvre complètement et rapidement d'une couche d'os de nouvelle formation, provenant du canal médullaire, qui l'unit avec la partie médullaire de l'os greffé ;

« 3° Le nouvel os est déposé par l'activité des ostéoblastes dans toutes les parties de la greffe, centre aussi bien que périphérie.

« Il n'a pas encore été prouvé que quelques-uns des endo-ostéoblastes qui sont en activité dans la greffe, ne puissent pas avoir eu leur origine dans le canal médullaire de l'os récepteur, et aient émigré de ce canal dans la greffe ; mais personne, après l'étude de nos coupes, ne pourra douter, qu'en partie au moins, ces ostéoblastes ne représentent l'activité proliférative de la membrane de couverture de l'os transplanté ;

« 4° Pratiquement, aucun changement, soit de dégénérescence, soit de prolifération, ne se produit dans un cartilage transplanté, avant au moins quatre semaines. »

On voit que Cotton est encore fidèle à la théorie du périoste considéré comme membrane sécrétant de l'os.

Puisqu'il a prononcé le mot de cartilage, n'attendons pas pour dire que les greffes de cartilage sur un os à réparer ne donnent pas de bons résultats.

Des recherches toutes récentes, dues à M. le docteur Nageotte, tendraient à établir qu'il importe peu que le greffon soit emprunté à un os vivant, mais qu'il peut être utilisé à l'état de mort. On pourrait se servir de greffons empruntés à des os conservés dans l'alcool. De sorte que l'on trouve déjà, dans certaines maisons, des greffons tout préparés, comme on trouve du catgut ou de la soie.

M. Sencert a pu greffer avec succès des fragments d'organes morts, et conservés dans l'alcool, et les transplanter avec succès sur des animaux vivants. C'est ainsi qu'il a remplacé un segment de carotide sur un chien par un segment équivalent de carotide conservée dans l'alcool.

J'ignore s'il a appliqué cette méthode à des substitutions d'os mort conservé dans l'alcool à des éléments vivants du squelette.

Quoi qu'il en soit, si la chose était possible et devenait d'un usage courant, on pourrait préparer d'avance et livrer en tubes scellés, des greffons osseux tout préparés, de la même façon que l'on vend du catgut.

Pour M. Nageotte et ses partisans, le greffon osseux transplanté meurt toujours, une fois mis en place. Ses canaux de Havers sont rapidement déshabités. Puis l'organisation du greffon s'opère et les canaux déshabités sont à nouveau réhabités par des éléments vasculaires de nouvelle formation. Autant, d'après lui, incruster d'emblée un greffon d'os mort, déshabité par son séjour dans l'alcool.

Je ne me permettrai pas de m'élever contre les idées de M. Nageotte, pour la bonne raison que je ne suis pas un homme de laboratoire et que je n'ai, en fait d'observations, qu'à rendre compte de résultats cliniques, d'ailleurs excellents, obtenus avec des greffons vivants.

Je dirai tout à l'heure l'importance que j'attache, d'accord en cela avec Albee, Cotton, Loder, Phemister, Mac Ewen, à n'employer que des greffes vivantes empruntées à un os sain.

J'ajouterai qu'il n'est pas contestable que l'emploi d'un greffon vivant a tout au moins autant de valeur que l'emploi d'un greffon mort.

Je ne pense pas qu'on puisse aller jusqu'à déconseiller l'emploi des greffons vivants pour les remplacer par des pièces ostéologiques (1).

Ceci concédé, j'ajouterai qu'il est beaucoup plus pratique et plus commode (je ne veux pas ajouter qu'il est plus sûr) (2) de tailler et de façonner en quelques secondes un greffon vivant pris sur le tibia sain de son patient, que d'aller chercher dans le commerce un greffon d'os mort, dont on ignorera la provenance et la qualité.

Acheter un greffon tout préparé, c'est se condamner par avance à l'obligation de tailler un lit de greffe approprié à ce greffon.

Je trouve indispensable de tailler d'abord son lit de greffe, de l'installer en largeur et en longueur, suivant les ressources que vous offrira l'os récepteur toujours plus ou moins endommagé, et de prélever secondairement, de façonner sur mesure, si j'ose dire, le greffon destiné à le combler.

Reste à savoir si le greffon du commerce a été emprunté à un animal, à un homme jeune ou vieux, à une femme, morts de telle ou telle maladie ?

A mes yeux et aux yeux de beaucoup d'autres, la question de l'origine des greffes, de leur parenté avec l'os récepteur, reste la question primordiale, et les travaux de M. Nageotte ne peuvent encore m'inciter à faire table rase de toutes ces conditions qui lui paraissent négligeables.

La greffe osseuse peut être comparée à cette autre greffe qu'est la greffe sanguine, la transfusion du sang. Il ne viendra plus jamais à l'idée de personne de faire des transfusions de sang à un homme avec du sang de veau, de mouton, de singe. Il est reconnu indispensable de s'assurer d'un sang donneur, qui soit le plus parent possible du sang preneur.

Il y a là une question d'affinités mystérieuses entre les cellules, qui s'étend à toutes les cellules de l'économie. La cellule osseuse a, elle aussi, ses affinités et ses tolérances.

On peut ranger les greffes osseuses en trois catégories :
1° Les greffes homoplastiques ou homogreffes.
2° Les greffes hétéroplastiques ou hétérogreffes.
3° Les greffes autogènes ou autogreffes.

(1) Dans les maisons auxquelles je fais allusion, on vend toutes sortes de pièces osseuses, façonnées au goût de l'employeur, pièces empruntées à des os provenant des amphithéâtres d'anatomie !
Ceci sans commentaires.

(2) Je ne me résoudrai jamais, pour mon compte, à employer de pareilles pièces.

Les greffes homoplastiques sont celles qui proviennent d'un autre individu de la même espèce que le preneur. Elles peuvent être employées avec succès et réussir, quoique avec moins de certitude que les greffes autogènes.

Les greffes homoplastiques sont difficiles à obtenir. Il est assez délicat d'aller demander à un autre blessé de vous prêter une bandelette de son tibia pour réparer celui d'un de ses camarades. Alors que l'on trouve couramment un donneur, lorsqu'il s'agit de transfusion du sang, on n'en trouve plus lorsqu'il est question de fournir un bout d'os. Quoi qu'il en soit, Albee fait remarquer que les encapsulisations fibreuses se produisent fréquemment dans les homoplasties.

Luxer note que « cela est dû probablement à l'irritation causée par une protéïde étrangère, qui varie beaucoup de race à race, avec les parentés plus ou moins proches, et beaucoup moins avec les individus d'une même famille. Ces variations font obstacle à la nutrition convenable de beaucoup de tissus et ont comme résultat, que la substitution dans le processus régénératif survient rarement, tandis que la dégénérescence se manifeste rapidement ».

Les greffes hétéroplastiques proviennent d'individualités d'espèces différentes.

Albee déclare que « les greffes vivantes provenant d'espèces différentes sont vouées à la mort quand elles sont implantées chez l'homme ou les animaux supérieurs. Les greffes, dans ces cas, agissent comme des corps étrangers, et même quand il y a une légère infection, elles sont responsables de l'ulcération qui se produit ».

« S'il n'y a pas d'infection, elles s'enkystent ou se résorbent et sont progressivement remplacées par la prolifération et la migration des tissus au sein desquels elles ont été enfouies.

« La difficulté principale dans les greffes hétéroplastiques réside en ce que les albumines des divers individus ne sont pas semblables. »

Des expériences positives à cet égard sont rapportées dans les cliniques de Luxer, qui se proposait de modifier le sang par un traitement préliminaire, avant de procéder à une opération de greffe.

Les greffes autogènes sont prélevées sur l'individu même qui doit recevoir la greffe.

Albee s'exprime ainsi à propos de ces greffes :

« Des succès cliniques dans la réparation de larges cavités osseuses dénudées peuvent être obtenus seulement par l'emploi de greffes osseuses vivantes, autogènes, recouvertes de périoste. »

Dans les expériences d'Albee, faites sur l'homme et sur les animaux, une union parfaite de la greffe osseuse aseptique, autogène, avec l'os dans lequel elle fut placée, fut réalisée dans cent pour cent des cas, et après tout ce qui a été dit, c'est là le point important.

Je ne m'attarderai pas à énumérer et à décrire les divers procédés de greffes employés depuis qu'on a commencé à faire des greffes, ce qui paraît remonter à 1809.

Si l'on veut avoir sur l'historique des greffes des idées plus complètes, je conseillerai la lecture de l'ouvrage d'Albee, et aussi le si élégant article de vulgarisation écrit par M. le professeur agrégé Mauclaire, dans la *Presse médicale* du 24 avril 1919. On trouvera dans les notes qui accompagnent cet article une bibliographie assez étendue.

On fera également bien de se reporter au volume annuel du compte rendu de l'Association française de chirurgie. La question des greffes osseuses ayant été mise à l'ordre du jour des séances de 1918, de nombreuses communications fort importantes se firent jour devant le Congrès.

Je ne parlerai que pour les condamner des greffes intra-médullaires.

Les partisans de ces greffes introduisent, par exemple, dans le canal médullaire, des deux extrémités d'un tibia interrompu, un morceau de péroné ou de crête de tibia, ou bien encore une pièce d'os mort façonnée en virole perforée de trous multiples, achetée dans le commerce.

Bier, déclarant que la meilleure régénération de l'os provient de l'endosteum et de la moelle, et que la régénération ne se fait pas quand la cavité médullaire est curettée et privée de sa moelle, on comprendra qu'il soit absolument contre-indiqué d'introduire dans la cavité médullaire une sorte de bouchon, qui écrase la moelle, et étouffe ses vaisseaux, au plus grand détriment des fonctions ostéogénétiques de l'os à réparer.

CHAPITRE SIXIÈME

Principes directeurs
dans la technique des greffes osseuses,
par incrustation.

J'ai déjà traité cette question au cours de la communication que j'ai faite en 1918, devant le Congrès français de Chirurgie, à propos de la technique des greffes par incrustation.

A cette époque, je n'avais pas encore arrêté mes idées sur la cause la plus probable de la déminéralisation des éléments fracturés et je n'avais pas déterminé l'influence prépondérante de la pression axiale qui s'exerce à l'état normal sur les os longs, dans le sens de la longueur, sur cette déminéralisation.

Depuis cette communication, j'ai grandement perfectionné ma technique opératoire, qui est destinée à s'améliorer encore.

Voici, à l'heure actuelle, ma façon de comprendre les principes directeurs qui doivent dominer la technique des greffes par incrustation.

J'ai complètement adopté les idées d'Albee en ce qui concerne la constitution du greffon destiné à la chirurgie humaine.

Le meilleur transplant sera un morceau d'os autogène (emprunté au patient lui-même) avec tous ses éléments : périoste, cortex, tissu compact, endosteum et moelle osseuse.

Le périoste, suivant le conseil d'Albee, pourra être taillladé, incisé en plusieurs endroits, de façon à provoquer à son niveau une certaine irritation et favoriser l'organisation des adhérences et de l'irrigation sanguine.

L'ouverture, au niveau de ces incisions, des orifices périphériques des canaux de Havers, constituera une porte ouverte, non seulement aux capillaires sanguins, mais aussi aux cellules ostéogénétiques.

Il est, d'autre part, bien entendu qu'on ne prélèvera jamais de greffon destiné à la transplantation, sur des individus de races étrangères, et surtout sur des animaux.

Le greffon sera taillé sur le tibia du patient, comme il a été dit, et autant que possible sur le tibia du côté opposé, si l'os à opérer est un tibia.

Il ne convient pas, en effet, de prendre sur le tibia malade, dont les cellules osseuses sont en sommeil ou ont été altérées par des poussées d'ostéomyélite, sur une bonne étendue de l'os, les éléments de réparation de cet os.

L'os transplanté doit provenir du tibia sain dont les cellules intactes n'ont pas été altérées par la rupture de la continuité du membre, et sont par conséquent en possession de tous leurs moyens ostéogénétiques. L'arrivée de cette provision fraîche de cellules vigoureuses et bien minéralisées aura l'effet le plus heureux sur la remise en marche du travail ostéogénétique dans l'os altéré.

On ne doit pas donner au greffon une épaisseur excessive, car, comme je l'ai dit plus haut, plus mince est la greffe, plus grande est la prolifération dont elle devient le siège ; mais cette épaisseur doit être suffisante pour qu'elle ait la force de résister à la pression axiale, rétablie du fait de son introduction entre les deux fragments (1).

Si la greffe ne doit pas être trop épaisse, — une épaisseur de un centimètre est suffisante pour le tibia et le fémur ; une épaisseur de un demi-centimètre est celle qui convient à un humérus ; un quart de centimètre pour le cubitus et le radius, — elle doit, par contre, avoir le plus de longueur possible.

La plus grande longueur que l'on puisse obtenir pour une greffe soulevée sur la crête tibiale est de 3o à 32 centimètres.

J'établis couramment, sur un tibia ballant, une greffe de 23 à 26 centimètres.

Plus la greffe sera longue, plus elle aura de chances de prendre. C'est là un point de technique et de doctrine que j'ai personnellement établi.

Le greffon très long déborde largement, par en haut et par en bas, les zones d'os en sommeil, déminéralisées, et altérées par des lésions d'ostéomyélite. Ses extrémités, incrustées dans de l'os relativement sain, y trouvent en abondance les capillaires surtout nombreux aux extrémités de l'os récepteur, qui conduiront dans leur intimité non seulement le liquide nourricier, mais encore des ostéoblastes destinés à fabriquer de l'os nouveau. Le greffon, ainsi disposé, jette entre les deux extrémités saines de l'os hôte, une sorte de pont anastomotique, par le moyen duquel la circulation réparatrice se rétablit entre deux fragments osseux qui étaient interrompus par la cassure et qui ne communiquaient plus, *circulatoirement*.

____

(1) A l'heure actuelle, je taille mes greffons en effilant leurs deux extrémités (greffons en fuseaux) et je fais la même taille pour le lit récepteur.

J'ai dit qu'il fallait se faire une règle de prélever le greffon sur le tibia.

J'ai montré la façon de le prélever, aussi bien sur la crête qu'un peu plus en dedans d'elle, en pleine face plane antéro-interne du tibia.

Le greffon prélevé strictement sur la crête ne laisse pas béant, au-dessous de lui, le canal médullaire de l'os. Ce greffon ne comprendra donc comme couches constituantes que le périoste, le cortex et surtout du tissu compact. Il ne renfermera ni l'endosteum, ni la couche médullaire. L'épaisseur de l'os au niveau de la crête est supérieure à un centimètre et demi.

C'est un défaut, et je réserve ce greffon uniquement aux cas où je veux reconstituer une crête tibiale interrompue.

Pour avoir un greffon intégral, ce qui veut dire comprenant toutes les couches de l'os, du périoste à la moelle, il faut le découper à un bon centimètre en dedans de la crête, et conduire sa deuxième incision limitante, encore un demi ou un centimètre plus en dedans. En ce point, le soulèvement du greffon laissera le canal médullaire ouvert.

Je veux dire ici en passant, de peur de l'omettre, que je n'ai jamais observé de fractures, de fêlures, ou le plus petit inconvénient du côté du tibia, après avoir enlevé, sur la crête ou sur la face exposée de cet os, des greffons longs de 25 centimètres, et ayant un centimètre de côté.

Je crois que les cas de fractures signalés ne peuvent être observés que sur des os qui ont été traumatisés et fissurés par l'emploi de l'ostéotome et du maillet.

Et je ne me prive pas de faire marcher mes malades très rapidement après l'opération. S'ils ne s'appuient que très légèrement, au début, sur le tibia opéré, tout le poids de leur corps porte, par contre, sur le tibia aux dépens duquel la greffe a été taillée.

Je dirai plus. Sur les malades que j'ai dû réopérer, après deux et trois mois, j'ai toujours trouvé la brèche tibiale due à l'enlèvement d'une greffe, complètement comblée. J'ai repris, au bout de trois mois, une crête tibiale refaite, pour servir de greffon, là où j'en avais prélevé un autre, trois mois auparavant.

Voyons maintenant comment doit être installé le greffon.

J'ai déjà dit comment il convenait de traiter les extrémités pseudarthrosées.

J'ai dit également comment il fallait s'y prendre pour creuser le lit de greffe.

J'insisterai simplement sur la nécessité de tailler ce lit de greffe exactement des mêmes dimensions que le greffon, ou plutôt, étant donné que je creuse toujours mon lit de greffe avant de façonner le greffon, j'insiste sur la nécessité de tailler le greffon aux dimensions du lit de greffe.

Les extrémités terminales du lit de greffe seront taillées bien à pic sur le canal médullaire. Il faut que la paroi de la coupe soit bien normale à la surface de l'os, pour que l'extrémité de la greffe, taillée de la même façon, qui vient s'y appuyer en forçant, n'ait pas tendance à s'échapper, à sauter hors de son lit, par glissement sur un plan incliné.

On n'est sûr de la chose que si le greffon, introduit dans son lit, tient tout seul en place.

Il faut que les ligatures mises pour fixer le greffon, ne soient que de pure précaution.

Point très important, l'incrustation du greffon sera faite de telle sorte, que les couches successives qui le constituent viennent exactement en face des couches entrant dans la constitution du lit récepteur.

Le périoste de l'un viendra donc contre le périoste de l'autre, et ainsi de suite de la surface vers la profondeur, où la moelle osseuse adhérente au greffon viendra au niveau même, de la moelle osseuse du canal médullaire de l'os récepteur.

Greffon et lit de greffe taillés à la scie circulaire avec précision, ayant des dimensions rigoureusement égales, seront réellement incrustés l'un dans l'autre. Leurs parois latérales seront intimement appliquées l'une contre l'autre, et la pose de fils de serrage ne fera qu'augmenter l'intimité de leur accolement. Il faut que rien ne s'insinue entre les parois du greffon et celles de sa rainure d'incrustation. Le plus petit caillot de sang, le plus léger hématome doivent être chassés et poursuivis.

Autant de causes qui s'opposeraient à une réunion par première intention.

J'ai dit que les greffes taillées à la scie circulaire, ayant des faces parallèles opposées, de même que le lit destiné à les recevoir, avaient tendance à tomber dans le canal médullaire.

C'est pour cela que j'ai adopté la taille des greffons et des rainures d'incrustation, sur le type que j'ai appelé « en cercueil ».

Là, la face périostée du greffon étant sensiblement plus large que sa face médullaire, il n'y a plus aucun danger de le voir descendre dans le canal.

Une pression exercée sur la face périostée du greffon augmentera son adhérence avec son lit d'incrustation. C'est un gros avantage ; mais les greffes en cercueil ne peuvent être taillées qu'à la scie simple.

Enfin, l'opération ne réussira que si le chirurgien aide la nature par la mise en œuvre d'une stricte asepsie, par l'ablation de tous les tissus qui ont longtemps suppuré et qui peuvent recommencer, en exerçant le minimum de traumatisme, en faisant l'hémostase la plus soignée, et finalement en assurant le maintien du membre opéré en immobilité absolue, par un appareillage soigné (1).

Le travail de consolidation commencera dès les premières heures, et si rien ne vient l'entraver, le greffon, fait de toutes les parties consti-

(1) L'immobilisation de l'humérus greffé est particulièrement difficile. J'ai imaginé récemment un appareil plâtré qui me donne toute satisfaction.

tuantes de l'os, formant une entité anatomique et physiologique complète, ne demandera qu'à vivre, et à s'organiser.

J'ai l'habitude, dès le lendemain de l'opération et pendant deux ou

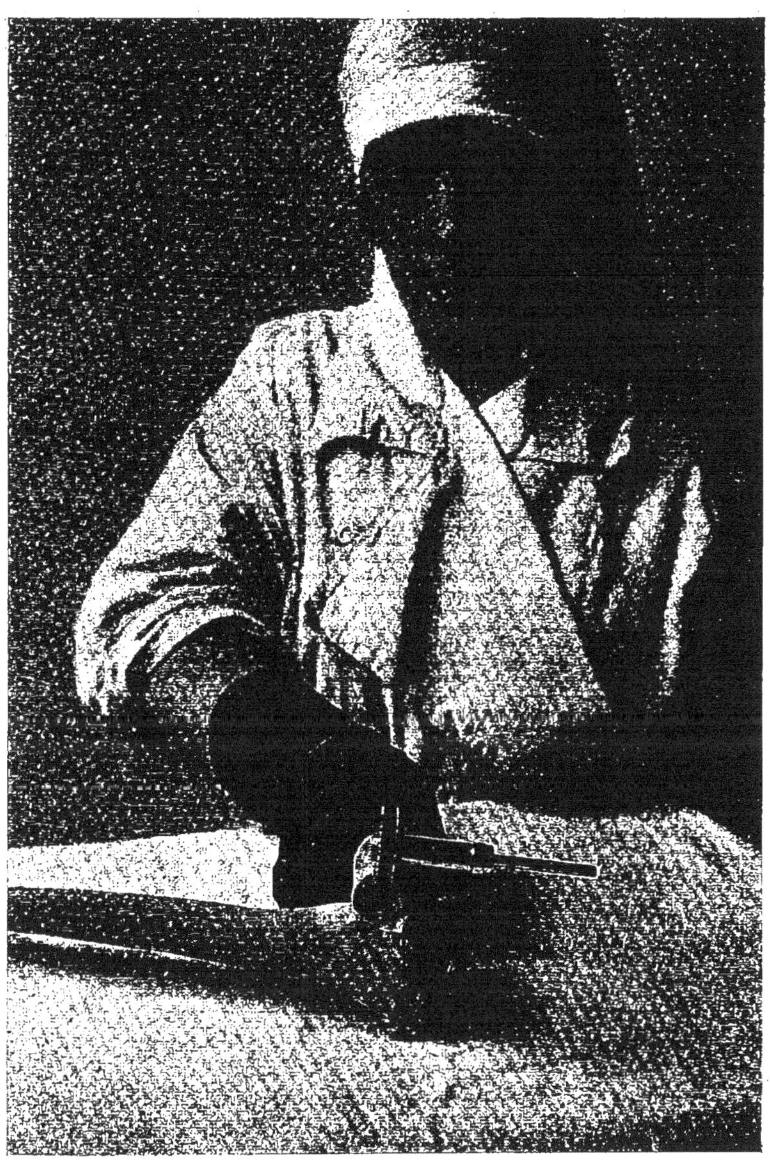

LA GREFFE A BORDS PARALLÈLES.

trois jours de suite, d'ouvrir mon pansement et de changer les compresses absorbantes directement à cheval sur la suture de la peau.

J'ai en effet remarqué que ces compresses sont toujours imbibées de sang et sont transformées, au bout de vingt-quatre heures, en des corps durs qui n'absorbent plus rien. Or, il faut aspirer par capillarité le plus possible du suintement sanguin qui se produit toujours dans le foyer opératoire, sous peine de voir un hématome se former.

Lorsque j'ai de fortes raisons pour craindre un hématome sérieux, je n'hésite pas à drainer capillairement jusqu'au contact de la greffe et surtout en dessous d'elle, pendant quarante-huit heures au moins, à l'aide d'une touffe de crins.

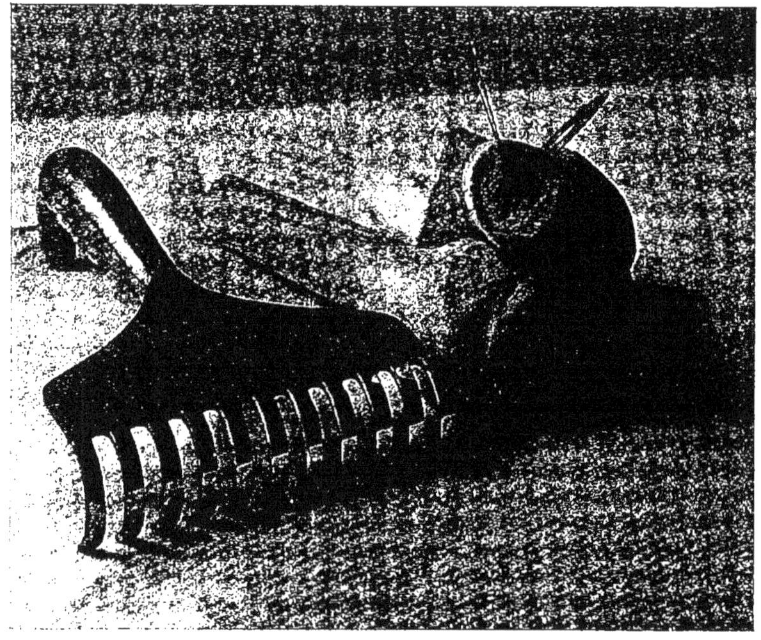

La Greffe en cercueil.

Remarquer la divergence des deux lames de scies. A côté un de mes grands écarteurs.

Albee fait remarquer que, dans le processus de réparation qui va suivre, l'os nouveau apparaît à la fois comme provenant du périoste et de l'endosteum, de chaque côté du cortex, d'une manière plus marquée *du côté concave de la fracture.*

L'espace existant entre une greffe par incrustation et son os récepteur commence à se remplir par des cellules provenant à la fois du périoste et de l'endosteum.

« Cotton et Loder considèrent l'endosteum comme le facteur le plus important dans la formation de l'os, après la greffe. De petites branches, non capillaires, des artères et veines si nombreuses du périoste, pénètrent les canaux de Havers et ceux de Volkmann qui sont, à la surface interne de l'os, en communication avec les vaisseaux de la moelle. Celle-ci est nourrie par l'artère nourricière de l'os, qui, dans sa course à travers la substance compacte, donne des branches qui dans la moelle viendront se résoudre en un riche réseau, en forme de filet. (Stöhr, *Text. book of histology.*)

La technique par incrustation des greffes, en mettant les os en contact sur de vastes étendues, favorise plus que toute autre la grande efficacité de l'irritation fonctionnelle post-opératoire, que Roux considère comme très favorable aux réparations.

Je n'irai pas, comme lui, jusqu'à recommander le massage postopératoire de la région.

L'influence de la loi de Wolff sur le succès du développement secondaire des greffes osseuses est considérable, et Albee, à qui j'emprunte les considérations suivantes, y insiste avec raison.

Mais faisons d'abord connaître cette loi de Wolff. On peut la formuler ainsi :

Loi de Wolff. — « Chaque changement dans la forme et la position des os, ou dans leurs fonctions, est suivi par certaines modifications définies, dans leur architecture interne, et par des altérations secondaires également définies de leur conformation extérieure, en accord avec les lois mécaniques générales. »

« Cette loi, dit Albee, n'influence pas seulement la greffe dans sa prolifération et sa force jusqu'à un degré illimité, si le milieu dans lequel la greffe a été implantée le réclame, mais l'action de cette loi se fait sentir sur l'os auquel la greffe a été enlevée, pour le ramener à son état de solidité primitive.

« La question de savoir quels facteurs contrôlent l'accroissement et le développement d'un os transplanté, et font qu'il prendra plus tard la forme et le volume de l'os qu'il remplace, est des plus intéressantes.

« Elle est, sans nul doute, liée à l'action des facteurs qui règlent l'accroissement des os normaux. Il est démontré que lorsqu'on organise un revêtement ou une gaine autour de la diaphyse nécrosée d'un os long, cette gaine devient rapidement plus épaisse vers le milieu de l'os que vers ses extrémités.

« Les ostéoblastes sont capables de restaurer non seulement les contours extérieurs d'un péroné fracturé ou de reformer un nouveau péroné, mais encore, ils transformeront en un tibia un péroné implanté sur un tibia.

« Bond pense que « cela peut être le résultat d'un pouvoir héréditaire de la part des ostéoblastes, aussi bien que le résultat de pressions nouvelles ou de tensions supportées par ces cellules osseuses pendant leur croissance, dans des conditions pathologiques ».

« Ceci doit signifier que, quoique un nombre considérable de matériaux d'os jeune ait pu être fourni par des ostéoblastes provenant de la diaphyse et des épiphyses du péroné — quand il est destiné à remplacer le tibia — la tâche réelle de modeler l'os nouveau et de le refaire en exacte situation doit échoir aux ostéoblastes du tibia ancestral, aux cellules osseuses qui sont envoyées par les extrémités tibiales, après qu'on les a réunies par l'interposition d'une nouvelle diaphyse (1). »

Ainsi se trouve exposée l'influence de la loi de Wolff qui peut être complétée par cette loi due à Murphy : « L'importance de la croissance dans un os dépend de ses besoins. »

Ce qui a suggéré à Bond la théorie suivante : « On peut considérer momentanément un os comme un organe particulier, formé d'un amas de cellules osseuses, d'une hérédité définie, dont les activités s'exercent en s'adaptant à un milieu physique d'une force et d'une endurance définies. »

En conséquence de quoi, une de vos greffes tibiales ne réussissant pas, vous pourrez rechercher la cause de votre échec dans ce fait qu'elle n'a pas été suffisamment bien installée au point de vue mécanique ou que sa croissance n'a pas été suffisamment stimulée par les ostéoblastes d'origine tibiale, votre tibia récepteur se trouvant dans des conditions marquées d'infériorité.

D'où la nécessité d'emprunter à un os fort de quoi faire de l'os fort. Jamais une greffe empruntée à une côte n'aura en elle les possibilités mécaniques d'une greffe tibiale.

Autre démonstration de la puissance de la loi de Wolff. Supprimez le tibia et faites marcher un malade sur son péroné. Cet os s'hypertrophiera jusqu'au point de s'adapter à son travail supplémentaire.

Il est clair, d'après cela, que les opérés de greffe ne doivent pas être immobilisés hors de raison longtemps après leur opération.

Il faut le plus rapidement possible permettre au blessé de se lever et de s'appuyer sur son membre greffé, en lui faisant supporter des pressions mécaniques qui resteront en dedans des limites de sécurité. Ce fonctionnement favorisera l'ostéogénèse, la circulation sanguine et la bonne consolidation osseuse.

Cette période fonctionnelle sera toujours précédée d'une immobilisation des parties greffées pendant une période minima de huit à dix semaines.

J'ajoute, et je reste d'accord avec les théories biologiques ci-dessus exposées, que je conseille de ne jamais prélever un greffon sur un os malade et en sommeil. Je l'emprunte constamment à un tibia sain. C'est pour cela que je condamne, et que je n'expose pas ici, le procédé du verrou, dû à Albee, où l'on se sert d'une baguette d'os taillée dans l'un des deux fragments pseudarthrosés.

(1) Je ferai remarquer que ma technique personnelle, qui emploie des greffes longues, se trouve d'accord avec ces règles de haute philosophie chirurgicale.

CHAPITRE SEPTIÈME

Traitement sanglant des fractures en général. Reconstitution des membres déformés, raccourcis et vicieusement consolidés.

Les membres déformés, raccourcis, vicieusement consolidés, et par conséquent inutilisables, sont d'une fréquence excessive chez les blessés de la grande guerre.

Ces malheureux traînent ces membres inutiles, qui constituent une gêne considérable et un poids lourd encombrant, et ils n'aspirent qu'à en être débarrassés. Beaucoup subissent l'amputation qu'ils désirent, et se sentent aussitôt libérés.

J'estime cependant qu'on doit toujours essayer de les ramener à l'état normal, et l'expérience que j'ai acquise me fait croire qu'on y réussit la plupart du temps.

Les centres d'appareillage sont pleins de ces infirmes, et il serait à désirer que des instructions précises soient données pour les diriger vers les services spécialisés dans ce genre de réparations.

Quelles sont les causes de ces grandes déformations, de ces raccourcissements impressionnants, de ces consolidations imparfaites et en positions anormales ?

Il faut les chercher dans les moyens de traitement employés aussitôt après la blessure.

Mais disons tout d'abord que ces déformations et ces raccourcissements se voient surtout et sont surtout importants, du côté des membres inférieurs, et spécialement à la cuisse.

Les déformations par consolidations vicieuses du membre supérieur sont relativement rares, et l'importance de l'infirmité qu'elles entraînent est bien moins grande que pour le membre inférieur.

Un homme, avec une fracture haute du fémur, consolidée à angle droit, ou un peu obtus, présente, avec une cuisse en forme de crosse, un raccourcissement qui peut atteindre 15 centimètres et au delà.

Que peut faire cet homme d'un tel membre ? Il est condamné aux béquilles pour la vie, ou à l'amputation.

On traite mieux les fractures du membre supérieur que celles du membre inférieur, aussi ne voit-on que rarement les difformités consécutives aux fractures de l'humérus ou de l'avant-bras.

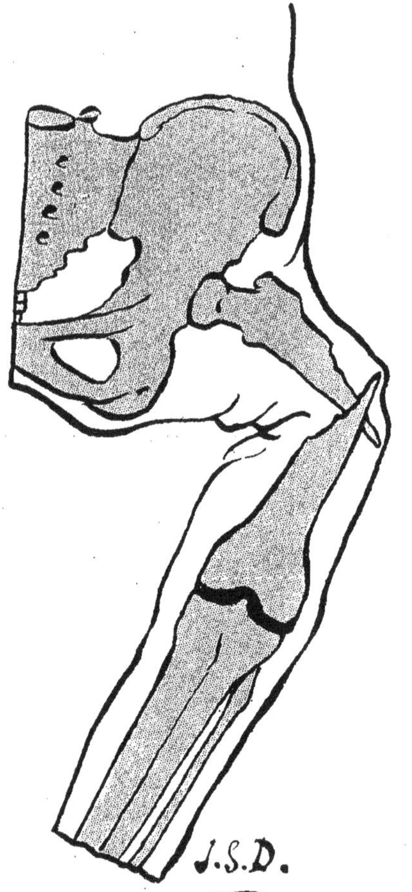

Il faut bien le dire, tous les appareils destinés à réduire et à maintenir réduites les fractures du fémur, sont insuffisants. La multiplicité même de ces appareils, l'immense variété des combinaisons préconisées, prouvent l'inefficacité des moyens empruntés à l'appareillage.

Un appareil de cuisse qui ne comporte pas une traction continue est un appareil franchement mauvais.

Un appareil de cuisse qui ne permet pas une abduction considérable, d'autant plus considérable que la fracture est plus élevée, combinée à une forte traction, est un appareil franchement mauvais.

Un appareil de cuisse qui ne permet pas de combiner avec la traction et l'abduction une flexion accentuée de la cuisse sur le bassin, dans les fractures sous et intra-trochantérienne, est un appareil franchement mauvais.

Dans mon service de chirurgie spécialisé pour les fractures et la réfection des membres, j'ai eu recours, avec le plus large esprit d'impartialité, à tous les appareils connus. J'étais à la recherche du meilleur appareil, de celui qui pouvait me fournir les résultats les plus rapprochés de la perfection, et j'eusse adopté cet appareil idéal, quel qu'en fût l'inventeur, débarrassé que je suis de toute influence d'écoles.

Je dois dire que l'appareil qui m'a donné le plus de satisfactions est l'appareil à suspension, qu'on appelle à tort « appareil américain », puisqu'il est d'origine française et qu'on peut en lire la description dans le précis iconographique de bandages et d'appareils du docteur Goffres, médecin principal des armées, qui écrivait au milieu du siècle dernier.

Les appareils à suspension, soi-disant américains, sont décrits par Goffres, sous le nom d'appareils hyponarthéciques, et ils ont été imaginés en 1812 par Mayor. Mais le principe de l'hyponarthécie se trouve indiqué dans la *Grande Chirurgie* de Guy de Chauliac, en 1619.

Ce n'est pas ici le lieu de décrire ces appareils. Leur description est d'ailleurs impossible à donner à titre définitif. La vérité est que chaque chirurgien ayant adopté le mode de la suspension, établit des appareils appropriés à chacun des cas qu'il a à traiter. Les dispositions varient avec les cas et il n'y a jamais eu dans mon service, où cependant les fractures abondent, deux appareils de cuisse se ressemblant ou copiés servilement l'un sur l'autre.

Quoi qu'il en soit, et pour parler du cas le plus compliqué et le plus difficile à maintenir réduit, il nous est possible, étant donnée une fracture de cuisse très haute, exactement sous-trochantérienne, de réaliser, grâce à la suspension, une réduction parfaite de la fracture.

Lorsque la cuisse est fracturée au niveau ou au-dessous du grand trochanter, on voit constamment, et je l'ai vérifié bien des fois, directement par la vue et par le toucher, le fragment supérieur attiré fortement en dehors et non moins fortement fléchi en avant, à tel point que si le bout de ce fragment est aigu, il arriverait à transpercer la peau de la cuisse. Il ne faut pas songer à maintenir abaissé et à ramener ce fragment en dedans. Il faut au contraire chercher à installer dans son axe le fragment inférieur du membre brisé. Pour cela, on porte la cuisse en très forte abduction et en très forte flexion sur le bassin et on peut s'assurer sous l'écran que, dans cette position, la continuité de l'axe du fémur est reconstituée.

Mais quel est l'appareil plâtré, ou tout autre appareil, capable de maintenir un membre inférieur, la pointe du pied élevée vers le ciel du lit, et écartée de l'axe du lit sous un angle d'au moins 6o à 70° en dehors de l'axe du corps, tout en réalisant une forte traction, suivant l'axe de ce membre ?

Il n'en existe pas d'autres que l'appareil à suspension, qui se prête à toutes les combinaisons et à l'aide duquel les diverses conditions de réduction que j'indique peuvent être réalisées.

On a sévèrement critiqué et condamné les appareils à suspension. J'estime qu'on l'a fait dans un esprit de partialité regrettable.

Les appareils à suspension n'offrent pas seulement l'avantage inappréciable de pouvoir maintenir réduite une fracture de cuisse dans la position la meilleure. Ils en présentent bien d'autres.

Jamais avec eux le malade ne présente d'escharres ni ne souffre. Ils n'enserrent pas les masses musculaires et ne contrarient pas la circulation. La peau vit et respire librement et n'est jamais altérée par des troubles trophiques.

Le blessé, avec sa fracture maintenue réduite, se soulève, se déplace, s'assied, se couche sans aucune gêne. On peut le tenir propre, lui changer ses draps, le placer sur le bassin. Tout cela se fait sans aides, et je ne peux, quand je vois un appareillé se déplacer si facilement, que faire la comparaison avec les manœuvres de force auxquelles doivent se livrer plusieurs infirmiers robustes quand ils veulent déplacer un malheureux fracturé de cuisse, bardé de plâtre, alors qu'il est nécessaire de le panser ou de lui faire subir quelque déplacement indispensable.

Les pansements deviennent une simple formalité lorsqu'il s'agit de traiter la plaie d'une fracture compliquée de cuisse, avec un appareil à suspension. Sans modifier en rien la position, sans retirer la traction, il suffit d'enlever une ou deux des bandes-hamacs qui soutiennent le membre au niveau de la plaie, puis de les remettre en place.

Le blessé ne souffre jamais, et en tous cas pas du fait du déplacement de ses fragments qui ne peut pas se produire.

Grâce à l'appareil à suspension, toutes les manœuvres du chirurgien ou des nurses deviennent faciles, et rien n'est plus simple, si une plaie suppure, que de la mettre en irrigation continue et en aspiration, s'il s'agit d'une perte de substance en citerne.

Economie de temps, de manœuvres, de souffrance, de matériel de pansement, de linge, de main-d'œuvre, etc., tout est réuni.

Voilà donc, à mon humble avis, quel est l'appareil avec lequel on pourrait obtenir les résultats les plus rapprochés de la perfection dans les fractures de cuisse.

Malheureusement, d'autres idées ont cours, chaque élève adopte l'appareil de son maître, et les blessés qui n'ont pas bénéficié d'un appareil efficace arrivent à une période où ils sont consolidés en position vicieuse, avec des raccourcissements importants, et où il ne peut plus être question de les remettre dans un appareil avec l'espérance de replacer les choses en état normal.

Ils arrivent installés dans un état d'infirmité définitif, état auquel il faut remédier si on veut éviter l'amputation ou la vie misérable avec deux béquilles.

C'est à cet état d'infirmité que je m'efforce de porter remède.

Quels sont les moyens d'y arriver ?

Il n'y en a pas d'autres que l'opération sanglante.

Le traitement direct, à ciel ouvert, des fractures, est le seul qui permette de restaurer un membre anatomiquement et physiologiquement.

L'opération varie avec le siège de la fracture et avec sa situation sur un même segment de membre.

Les moyens de contention de la fracture diffèrent également avec le siège de la fracture.

Pour m'attaquer tout de suite à la fracture la plus difficile à traiter et à contenir, je m'occuperai de la fracture du fémur, et je dirai que les fractures de cuisse les plus élevées sont aussi les plus pénibles à réduire et les plus difficiles à maintenir réduites.

Je m'essaierai en premier lieu, à démêler les raisons qui ont tenu éloignés la plupart des chirurgiens de l'intervention sanglante dans les fractures.

On s'est plu à répéter et il est presque de dogme courant, de prétendre que l'intervention à ciel ouvert, dans les fractures, est une chose pleine de dangers.

Il n'en est rien et je n'ai pas eu à déplorer un seul accident au cours et à la suite des très nombreuses opérations que j'ai pratiquées depuis plus de deux ans, au cours de cette guerre, dans mon service de fractures de l'hôpital Lakanal.

Je n'ai pourtant, à de rares exceptions, opéré que des sujets ayant longuement suppuré, porteurs de fistules intarissables, et il m'est souvent arrivé, en ouvrant, de rencontrer au bout de ces fistules d'énormes séquestres, baignant dans des poches de pus.

Mon expérience m'a surabondamment prouvé que le danger de l'intervention à ciel ouvert est à peu près nul.

Ceci mis à part, je crois que la répugnance montrée par le plus grand nombre des chirurgiens à aborder un foyer de fracture, est due surtout à leur manque de confiance dans un bon résultat, durable et définitif, dans le maintien de la réduction.

Cette répugnance s'explique si l'on veut se donner la peine de considérer ce qui se passe dans la pratique adoptée sous l'influence de chirurgiens tels qu'Alburnoth Lane, Lambotte, etc., qui se sont faits depuis longtemps les apôtres du traitement sanglant des fractures, même et surtout des fractures simples, non ouvertes.

Après avoir réduit la fracture, après avoir placé bout à bout et face à face ses fragments coaptés, ces chirurgiens passaient au temps que j'appellerai celui du maintien en position des fragments fracturés.

Comme moyen de contention, ils employaient des fils métalliques, argent ou bronze, encerclant les fragments, quand ils étaient taillés en biseau, raccommodant un fémur à la façon du cocher qui répare son brancard de voiture, en l'encerclant avec des spires de ficelle solide ; ou bien suturant au moyen de fils passés à travers des trous forés au sein de l'os.

Mais le cerclage ou la suture, par le moyen de fils métalliques, sont des procédés infidèles et décevants. L'opération à peine terminée, dès qu'on ne tire plus sur la cuisse, les fragments, attirés l'un vers l'autre par la tonicité musculaire, ont tendance à se chevaucher et ils y réussissent. Sous l'effet de leur pression sournoise et continuelle, les fils se déplacent, cassent, et la réduction cesse d'exister.

Alburnoth Lane eut alors recours, pour remplacer les fils, à de petites attelles métalliques placées directement sur les os, et fixées dans leur substance même par des vis.

Les plaques de Lane, celles de Lambotte, les agrafes qu'ils emploient également, fixent évidemment très bien les fragments et les maintiennent coaptés, mais pas pour longtemps.

Au bout de très peu de temps et bien avant que le travail de consolidation naturel soit même ébauché, les vis foirent, leurs orifices s'agrandissent et l'os devient le siège d'un processus d'ostéite raréfiante qui rend vite leur liberté aux vis et aux plaques qu'elles étaient destinées à fixer.

Ce travail d'ostéite s'accompagne toujours de suppuration. La peau se fistulise directement au niveau des vis et des plaques métalliques et il faut toujours en arriver à une petite opération secondaire qui a pour but de débarrasser les foyers des corps étrangers métalliques qui entretiennent la suppuration.

Quoi qu'on ait pu dire, la suppuration n'a jamais favorisé la formation d'un cal, ou assuré la bonne prise d'une greffe, et on comprend très bien la retenue des chirurgiens qui, après avoir opéré une fracture simple, avec toute la rigueur aseptique voulue, assistaient à la transformation de leur terrain opératoire en une éponge de suppuration.

Pour pallier à ces inconvénients, on s'est ingénié à trouver des dispositifs amovibles permettant de fixer l'os par de longues vis passant à travers les parties molles et la peau, et qu'on peut enlever du dehors dès que la consolidation semble assurée. Mais ces appareils offrent peu d'avantages et ils sont très représentatifs des inconvénients d'une méthode qui a fait faillite, parce qu'elle s'appuie sur des moyens de contention métalliques.

Il convient donc, si l'on ne veut pas avoir d'échecs, de rejeter complètement les dispositifs de Lane ou de Lambotte et de n'en user que dans des cas exceptionnels où l'on ne peut trouver d'autres procédés de fixation.

J'ai dit, avec observations à l'appui, et je ne répéterai pas, que l'on peut faire une exception en faveur des bandes d'aluminium, ou plutôt de l'alliage d'aluminium flexible, employé pour ses splints par Sir Fred-Trêves.

On peut faire des plaques de Lambotte au moyen de ces bandes, en lès façonnant soi-même, mais il convient de les fixer avec des vis du même métal (1).

Le secret de la réussite est tout entier contenu dans l'emploi de moyens de contention organiques, empruntés de préférence à l'os sur lequel on opère.

Je veux parler de baguettes osseuses prélevées sur la crête du tibia, par exemple, ou sur l'un des fragments, le plus long, de l'os qu'il s'agit de remettre en conditions normales.

Ce fragment d'os, véritable greffe par incrustation, jouera le rôle d'une attelle directe, que l'on s'efforcera d'incruster exactement dans le fémur, en y creusant un lit destiné à recevoir l'attelle. Ce lit régnera sur les deux fragments coaptés et ses deux parties seront rigoureusement sur le prolongement l'une de l'autre. De plus, les dimensions de ce lit seront scrupuleusement les mêmes que celles de la baguette osseuse destinée à jouer le rôle d'attelle.

Cette attelle bien enchevillée dans l'os récepteur ou attachée sur lui par du tendon de kangaroo (2) Kny-Scheerer, fera en quelque sorte partie de l'os, se fondra avec lui très rapidement et prendra comme doit prendre toute greffe osseuse par incrustation, soigneusement établie.

(1) J'ai actuellement en mains d'excellentes vis d'aluminium qui m'ont été fabriquées par M. Guyot, le très habile et très intelligent constructeur.

(2) Les kangaroo tendons sont actuellement impossibles à trouver en France. La Kny-Scheerer Corporation de New-York en fournit d'excellents que j'utilise concurremment avec les chevilles osseuses, pour fixer mes greffons, à l'exemple de Fred. H. Albee.

CHAPITRE HUITIÈME

Technique des interventions.

Il est toujours préférable de n'opérer que des porteurs de fractures depuis longtemps cicatrisées.

La préparation à faire subir au blessé sera celle qui précède toutes les grandes interventions.

On réséquera, comme pour les greffes, toute l'étendue de la cicatrice en surface et en profondeur.

L'incision destinée à découvrir les éléments fracturés doit être très longue. On approchera du foyer en passant par les interstices musculaires, de façon à éviter le plus possible les grands délabrements.

On rencontre l'os en un point où il fait saillie et aussitôt on s'attache à découvrir tout le long de ce fragment, en remontant le plus haut possible vers l'épiphyse.

Lorsque le foyer de fracture est mis à nu avec son cal, il convient de détruire le cal, et de restituer aux deux os en présence leur configuration anatomique normale. On rabotera les deux fragments et surtout on rétablira la perméabilité du canal médullaire.

Il ne faut pas faire de résection pouvant influencer la longueur des fragments.

Une fois les extrémités fracturées bien séparées, bien nettoyées et rendues libres, il convient de les façonner avant que de les coapter bout à bout et de les unir.

Pour cela, on les luxe de façon à se les faire présenter complètement par son aide, en les fixant avec les daviers préhenseurs du modèle que j'ai fait construire par M. Guyot et dont l'idée appartient complètement à Huwley. Ces daviers sont on ne peut plus commodes.

Supposons toujours qu'il s'agit d'une fracture haute du fémur.

Le bout supérieur une fois saisi, on commence par lui imprimer des mouvements dans tous les sens, de façon à bien faire rouler la tête dans la cavité cotyloïde.

On saisit de même le bout inférieur, qui a été comme l'autre rendu régulier et libéré de tous les ostéophytes qui le hérissaient.

Il importe maintenant de se rendre compte de la forme affectée par la cassure et des traces qu'elle a laissées sur les deux fragments.

Les cassures nettes sont l'exception.

La plupart du temps, il s'agit, pour les fractures sous-trochantériennes, de fractures en biseaux. Le bec de sifflet qui en résulte sur chaque fragment est ordinairement très long, et se termine en pointe

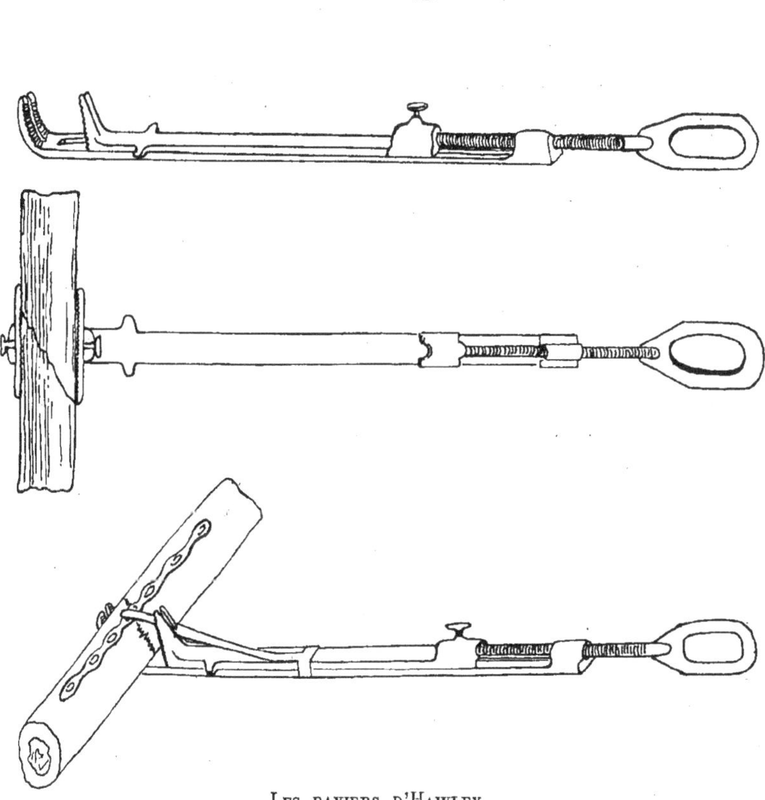

LES DAVIERS D'HAWLEY.

acérée. Si on se contentait d'ajuster les deux fragments taillés en sifflet, l'un sur l'autre, on aurait des mécomptes, car il serait bien difficile de maintenir ces deux plans inclinés l'un contre l'autre, et de s'assurer contre tout glissement du fragment distal sur le fragment proximal, et de s'opposer à leur établissement ultérieur en position croisée, autrement dit en lames de ciseaux.

C'est le moment de tailler les fragments de façon à éviter ce mécompte. Voici comment il faudra procéder :

A l'aide de la scie d'Albee, on émousse la pointe des deux fragments et on la transforme en une facette plane.

Puis, à la base même de la partie taillée en sifflet, là où le plan incliné s'interrompt pour venir se confondre avec la diaphyse de l'os, on taille un épaulement, toujours avec la scie d'Albee. On s'arrange pour rendre absolument lisse la pente qui va de l'extrémité du bec du sifflet à sa base, de telle façon que les deux surfaces ainsi taillées se

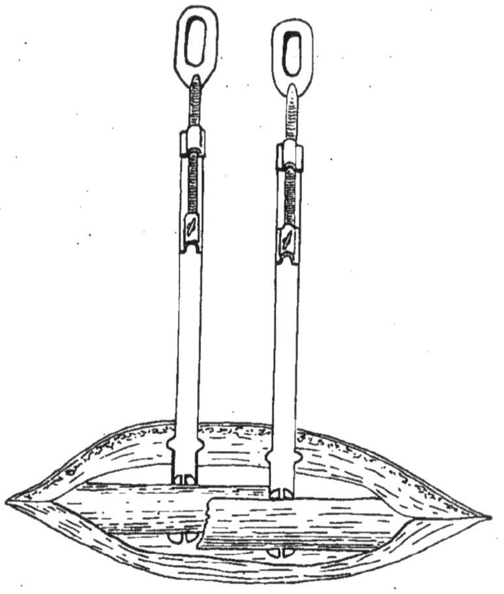

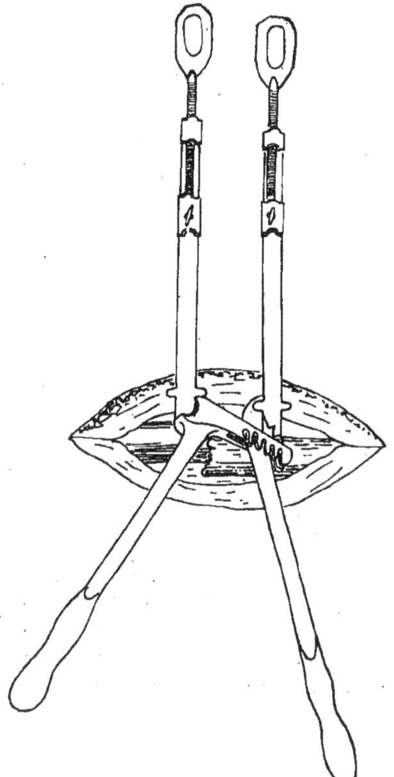

correspondent et s'appliquent l'une sur l'autre avec une précision mathématique.

Ce travail une fois terminé, on oriente bien l'axe du fragment inférieur, cependant que, tenu par son davier d'Hawley, le fragment supérieur est vigoureusement fixé par l'aide qui en a la garde.

C'est au chirurgien qu'il appartient de manœuvrer le fragment inférieur.

Le chirurgien dirige la pointe émoussée et devenue une facette plane du fragment inférieur, contre l'épaulement taillé à la base du fragment en sifflet du bout supérieur. Dès que le contact est établi, il redresse le membre et amène l'axe du fragment distal du fémur dans l'axe du fragment proximal, sans jamais perdre le contact avec l'épaulement.

Le fragment inférieur agit comme un levier puissant pendant le mouvement de redressement : il

allonge les masses muscu-
laires, et, lorsque son mouvement est terminé, que
les deux surfaces du plan
incliné se sont coaptées,
l'opération de redressement
du membre raccourci est
menée à bien et le fémur
a retrouvé sa continuité
primitive.

Il importe maintenant
de le maintenir fixé dans
cette position correcte.

Pour cela, on main-
tient provisoirement réu-
nis les deux fragments
par le moyen d'un davier
préhenseur d'Hawley.

L'aide n'a plus qu'à
soutenir la jambe, et cela
dans le prolongement du
fragment supérieur, qui
est, ne l'oublions pas, en
forte abduction et en forte
flexion.

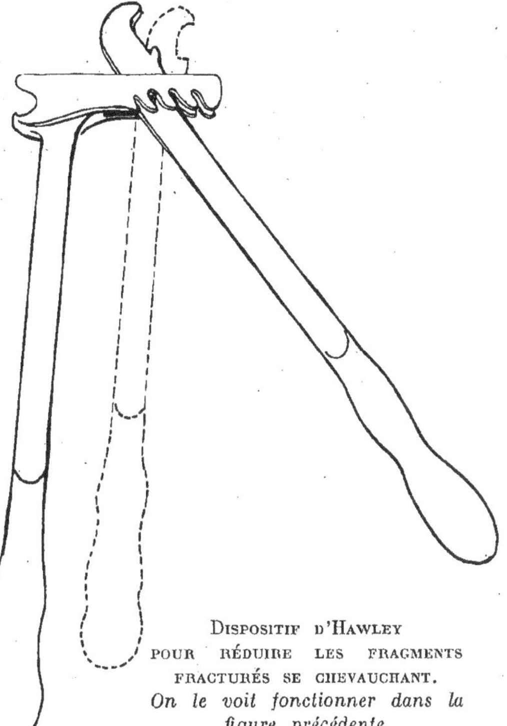

Dispositif d'Hawley
pour réduire les fragments
fracturés se chevauchant.
*On le voit fonctionner dans la
figure précédente.*

C'est dans cette posi-
tion, qu'il ne faut jamais chercher à corriger, que la consolidation devra
se faire.

Passons donc au temps de la fixation des fragments. Si l'on veut
obtenir un résultat parfait, on va mettre en place une greffe par incrustation.

Il ne faut jamais introduire une tige d'os dans le canal médullaire,
ce qui, dans un os ayant subi des poussées d'ostéomyélite, entraînerait
rapidement des accidents graves. Le mieux est d'incruster une longue
baguette d'os, prise sur la crête du tibia, dans un lit de greffe creusé sur
les deux fragments, et de l'encheviller solidement avec des chevilles
osseuses préparées au tour d'Albee.

On peut encore se passer de greffe par incrustation, et encheviller
directement l'un sur l'autre les deux fragments taillés en biseaux. On taille
donc de longues chevilles, de la longueur du diamètre du fémur, et on
les loge dans des tunnels forés à travers l'os qu'a traversé le perforateur
de part en part.

On utilise à l'ordinaire trois orifices forés dans des directions qui se
contrarient, pour rendre l'enchevillement plus robuste.

Pour que les chevilles tiennent très solidement, on peut avoir recours
à un artifice de technique.

Dans le but de diminuer le calibre du tunnel osseux, je passe, avant que d'introduire la cheville dans ce tunnel, un catgut moyen dans sa lumière puis je pousse ma cheville. La présence du catgut m'oblige à enfoncer la cheville à l'aide du maillet, mais une fois en place, elle tient de la façon la plus énergique.

Il n'y a plus alors qu'à refermer après s'être assuré que rien ne saigne : une très bonne précaution consiste à imbiber la surface de la plaie avec de l'hémostyl Roussel.

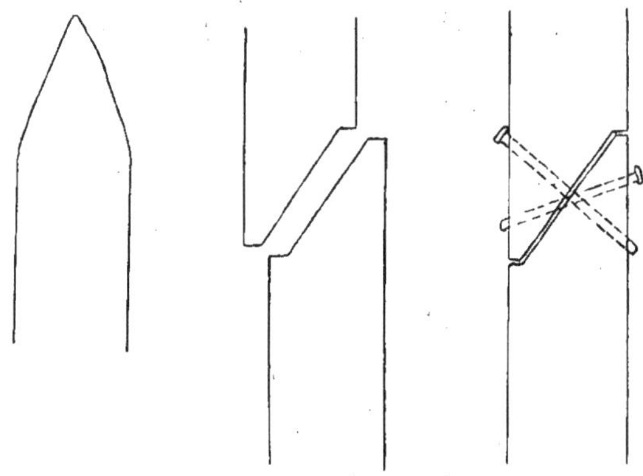

Le membre est mis dans un appareil à suspension, en abduction forte et en flexion avec traction légère, et le blessé est laissé dans cette position jusqu'à ce que la consolidation soit complète.

Le procédé que je viens de décrire s'applique à tous les os, et principalement au tibia.

Vis-à-vis des petits os, l'établissement d'une greffe-attelle par incrustation est préférable à l'enchevillement.

On a très souvent à fixer des articulations ballantes, à la suite de résections mal faites, et le cas se présente fréquemment pour le genou.

J'ai opéré et guéri six genoux ballants par le procédé suivant, qui me paraît offrir toutes les garanties possibles (1).

Après avoir, aussi économiquement que possible, avivé les surfaces réséquées et les avoir rendues rigoureusement planes et normales, je les rapproche et je les maintiens fixées l'une à l'autre, au moyen d'une greffe transarticulaire.

La rainure est taillée sur la face antérieure du fémur d'abord et est prolongée ensuite le long de la crête du tibia, pour recevoir une longue baguette osseuse prélevée sur la crête du tibia. Une fois cette baguette enchevillée dans sa rainure, le membre peut presque être abandonné à lui-même, tellement l'articulation est solidement fixée.

(1) Mon septième opéré pour genou ballant vient de se lever et commence à marcher, 53 jours après avoir été greffé transarticulairement.

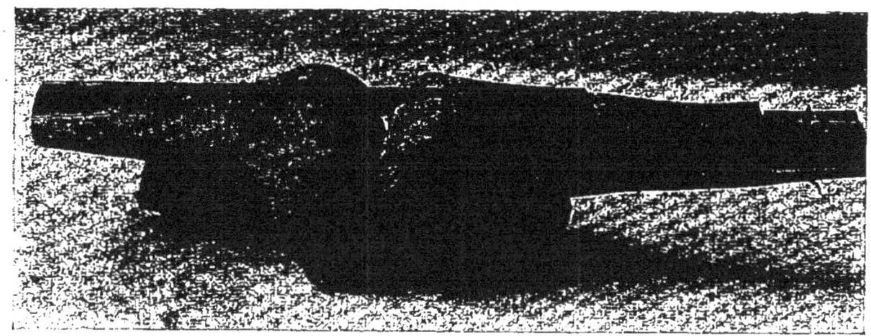

Greffe transarticulaire.

Il ne s'agit plus que d'appliquer un plâtre et d'attendre la consolidation, qui se fait très rapidement en moins de deux mois.

Il est possible de porter remède à toutes les pertes de substance osseuse, par le même procédé, et de refaire même le squelette au niveau des articulations pour de vastes pertes de substance, intéressant par exemple la tête humérale, le coude ou le poignet.

La greffe en baguette servira alors de tuteur et on appliquera tout autour des greffes en copeaux à la façon de M. Delagenière, qui a dernièrement communiqué des cas de restauration de l'épaule et du poignet fort encourageantes avec ses seules greffes.

L'association des deux greffes rendra, à mon avis, les résultats encore plus parfaits.

Les fractures simples de tous les os des membres peuvent être traitées par le moyen de l'atteile-greffe, qui trouvera sa place sur chacun d'eux.

Il est bien certain que les résultats que j'ai obtenus m'encourageraient fort à procéder de cette façon dans tous les cas de fractures.

C'est le seul moyen de restaurer un os d'une façon impeccable. Mais on aura bien de la peine à faire entrer dans les mœurs, l'intervention sanglante avec application de greffe, chaque fois qu'il s'agira d'une fracture fermée.

Il faudrait un chirurgien d'une autorité autrement grande que la mienne pour entreprendre une pareille réforme et la faire accepter.

CHAPITRE NEUVIÈME

J'avais l'intention de m'arrêter ici et de terminer ce travail après avoir consacré son dernier chapitre au traitement des fractures en général par la méthode sanglante et à l'emploi de la greffe-attelle osseuse par incrustation.

Mais la plupart de mes amis et de mes camarades, qu'intéresse la question de la chirurgie des os, *up to date*, comme disent les Américains, m'ont fortement engagé à écrire quelques pages destinées à faire connaître et à vulgariser en France les méthodes d'Albee en la matière, et notamment le traitement par greffe dirigé par lui contre le mal de Pott.

Ayant avant tout l'intention, aujourd'hui réalisée, de ne publier qu'un livre entièrement personnel, et débarrassé de toutes les compilations habituelles, c'est beaucoup contre mon gré que je vais me résoudre à répondre à l'appel de mes amis et à céder à leurs insistances.

Ce qui me décide, c'est qu'il me semble que la lecture des chapitres que je vais ajouter ne sera pas inutile. Elle me dispensera, en tous cas, de répondre à l'avenir aux nombreuses demandes de renseignements qui me parviennent de divers côtés, sur les méthodes opératoires d'Albee et sur son instrumentation.

Malgré que j'aie un plaisir extrême à fournir à mes correspondants les précisions qu'ils me demandent, je n'en suis pas moins obligé de me livrer, pour les satisfaire, à une besogne considérable, et qui devient fastidieuse de par sa répétition, les demandes et les réponses portant toujours sur les mêmes points.

Je tiens à faire connaître à ceux qui me feront l'honneur de me lire, qu'à partir de cet instant, le livre que je publie cesse d'être un livre personnel.

Obligé d'exposer les travaux du grand chirurgien de New-York, il me serait difficile de ne pas lui emprunter la substance même de ses descriptions.

Chaque fois que je le pourrai, au cours des pages qui vont suivre, je donnerai les résultats de mon expérience personnelle, car j'ai eu la bonne fortune de pouvoir mettre en pratique la plupart des opérations qui appartiennent en propre à Albee.

Fred. A. Albee a profondément influencé la technique de la chirurgie osseuse ; on peut même dire qu'il l'a bouleversée et renouvelée par la création d'une instrumentation d'une commodité et d'une précision merveilleuses, et aussi par l'originalité de ses conceptions opératoires. D'autres avaient peut-être entrevu les possibilités de la chirurgie d'Albee, mais à lui seul appartiennent le mérite et la gloire de nous avoir fourni les moyens de réaliser cette chirurgie.

L'entrée dans la pratique de sa greffe osseuse par incrustation ouvre aux chirurgiens la voie la plus féconde, et je suis convaincu que ce qui a été fait est bien peu de chose à côté de ce qu'il sera possible de faire.

Je ne crains pas de répéter qu'un chirurgien vraiment moderne, s'occupant des os, doit avoir dans son arsenal le moteur électrique et l'outillage d'Albee, qui rendra son travail rapide, facile et précis. C'est là une vérité contre laquelle s'exercera en vain le parti pris de quelques-uns.

Le burin et le marteau sont des instruments surannés et pas du tout modernes. Entre les mains de certains hommes, qui sont des maîtres et des artistes, ces deux instruments peuvent certainement accomplir des choses extrêmement fines et délicates. Mais il faut savoir les manier, et tout le monde n'a pas la maîtrise du professeur Broca, et je comprends très bien que de tels virtuoses ne soient pas disposés à abandonner leurs vieux outils.

Mais entre les mains d'autres chirurgiens, moins doués et moins entraînés, que de malfaçons n'ai-je pas vu se produire sous les coups du burin et du maillet !

Avec le moteur électrique d'Albee et sa scie circulaire, il suffit de quelques secondes pour prélever sur une crête tibiale une greffe de 25 centimètres de long.

Avec le burin et le marteau, il faudra un temps qui s'évaluera par minutes pour faire le même travail, et ce travail sera mal fait.

Le tibia, au cours du prélèvement de la greffe à coups de marteau, peut se fissurer et même se casser, et ce n'est pas là une considération négligeable.

Enfin, la table d'Hawley est indispensable dans la salle d'opérations du chirurgien qui « fait des os ». J'ai dit et montré par des dessins tous les avantages de la table d'Hawley (1).

Je conseillerai enfin aux mêmes chirurgiens la lecture de l'ouvrage magistral d'Albee (*Bone graft surgery*, par Fred. A. Albee). C'est là un livre capital, d'une originalité profonde, qui mériterait d'être traduit.

J'ai eu un moment l'intention de faire cette traduction, mais j'ai

______

(1) J'estime actuellement qu'il est impossible de placer une greffe, *en pression axiale*, dans un os, sans la table d'Hawley.

préféré donner les résultats de mon expérience personnelle des greffes, expérience déjà longue, puisqu'elle remonte à la fin de 1915, époque à laquelle j'étais déjà outillé comme je le suis aujourd'hui. Mais c'est là une autre histoire, comme dit Kipling.

J'ai eu, au cours de mes opérations de greffes, un certain nombre de mécomptes, mais je n'ai jamais lâché prise et je ne me suis jamais découragé. J'ai eu foi en Albee et chaque fois que j'éprouvais une déception je me retournais vers lui et vers son livre.

J'ai bien fait. Car aujourd'hui je connais les causes qui ont entraîné mes mécomptes. J'ai découvert des principes, je dirai presque des lois, que j'ai fait connaître au fur et à mesure qu'elles m'étaient révélées, par des communications que j'ai toutes faites devant l'Académie de Médecine. On pourra les retrouver dans ses Bulletins.

J'ai la conviction que les principes que j'ai reconnus comme fondamentaux sont exacts. On ne trouvera pas ces principes dans l'ouvrage d'Albee (1), et si j'ai eu grand intérêt à lire son livre, je crois qu'à son tour il aura avantage à lire le mien, qui complète et éclaire sur bien des points ce qu'il a écrit.

La question des greffes osseuses par incrustation me semble bien mise au point dans mon travail. Elle entre et va entrer chaque jour dans la pratique et j'ai élargi, me semble-t-il, énormément son champ d'action en proposant de l'appliquer au traitement de toutes les fractures.

Je ne me suis d'ailleurs pas contenté de proposer ; j'ai mis mes idées en pratique, et leur application sur le blessé m'a montré que ce que je conseillais pouvait être fait pour le plus grand bien des opérés.

Je ne considère d'ailleurs pas la tâche que je me suis assignée comme terminée, et je continuerai à rechercher tous les perfectionnements possibles à une méthode à laquelle je me suis entièrement consacré.

Placé par la confiance de mes chefs militaires, à qui je ne saurais jamais assez exprimer ma reconnaissance, à la tête d'un service de pseudarthroses et de membres ballants, créé pour moi à l'hôpital militaire Bégin, je suis à même de pouvoir poursuivre mes recherches dans les meilleures conditions.

J'ai reconnu, tout dernièrement, que la combinaison de la greffe d'Albee et celle de Delagenière pouvait donner des résultats féconds, et je n'ai pas hésité à proposer la fusion des deux méthodes. M. le professeur agrégé Mauclaire, je l'ai su depuis, a eu la même idée que moi, et M. Delagenière lui-même m'a dit et écrit qu'il partageait cet avis.

Désormais, je ferai, et je fais depuis plusieurs mois, des greffes d'Albee renforcées par l'application de greffes à la Delagenière, et je n'ai qu'à me louer des résultats que j'obtiens.

---

(1) Albee ignore évidemment l'importance des greffes longues et minces, le rétablissement de la pression axiale dans l'os à greffer, et l'intérêt qu'il y a à prendre la greffe sur un os symétrique et sain, nullement déminéralisé. Tout cela m'appartient en propre.

CHAPITRE DIXIÈME

La greffe osseuse dans le traitement du mal de Pott et des autres lésions de la colonne vertébrale.

Je ne m'attarderai pas à décrire les lésions du mal de Pott, que tous ceux qui me lisent connaissent. Je dirai simplement que l'établissement d'une gibbosité pottique dépend de l'effondrement d'un ou de deux corps vertébraux, transformés en cavernes et réduits à l'état de coque, par la destruction du tissu osseux dans le corps vertébral, sous l'influence du bacille de la tuberculose.

Albee se propose, par son opération, d'empêcher cet affaissement des corps vertébraux en annihilant le poids de la colonne vertébrale sus-jacente, qui porte de tout son poids sur ces vertèbres évidées. Pour cela, il rendra solidaires entre elles les apophyses épineuses des vertèbres malades, et aussi de quelques vertèbres immédiatement situées au-dessus et au-dessous d'elles (1).

La vertèbre constitue une sorte de fléau de balance mal équilibré. L'axe du fléau est représenté par l'articulation des apophyses articulaires inférieures de chaque côté de la vertèbre. Oscillent autour de ce point d'appui, d'une part la branche postérieure du fléau, la lame et l'apophyse épineuse, d'autre part la branche antérieure du fléau, le corps vertébral.

Il s'agit de s'opposer aux oscillations du fléau de la balance, et pour cela rien de mieux que d'empêcher l'écartement des apophyses épineuses les unes des autres. Si cet écartement est rendu impossible, les corps vertébraux ne se rapprocheront plus les uns des autres, et si l'un d'eux est évidé, il n'aura plus à supporter la charge de tout ce qui est situé au-dessus de lui, ce qui entraînerait rapidement son écrasement.

(1) Je me fais un plaisir de signaler l'excellente thèse de M. Pierre Macquet : « Les méthodes sanglantes dans le traitement du mal de Pott », que son auteur a bien voulu m'envoyer tout récemment (Lille, 1919).

On voit tout de suite, d'après ce que je viens de dire, que l'opération de fixation des apophyses épineuses ne sera véritablement utile que lorsque l'écrasement d'un corps vertébral ne se sera pas encore produit, et qu'une gibbosité ne se sera pas installée comme conséquence directe de cet écrasement.

L'idéal est donc, dès qu'on a reconnu l'existence d'un mal de Pott au moyen des signes habituels, familiers à tous les chirurgiens spécialistes, d'intervenir tandis que la colonne vertébrale est encore droite et qu'elle ne s'est pas emboutie.

Opérer un pottique porteur de gibbosité est peu intéressant et encore moins utile.

On peut cependant le faire dans la crainte de voir le mal s'étendre

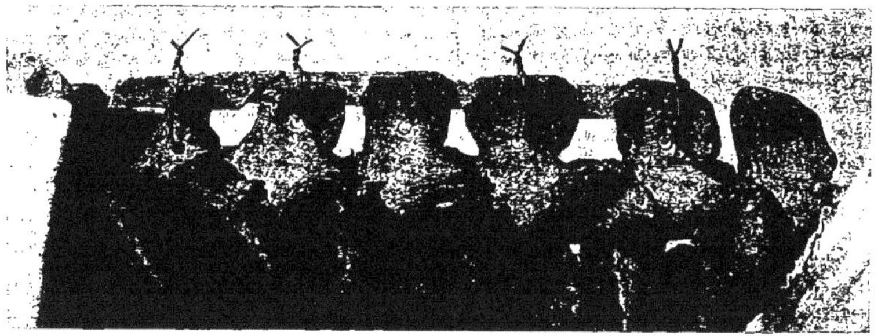

La greffe d'Albee en place entre les apophyses épineuses des vertèbres lombaires.

à d'autres vertèbres avoisinantes et pour éviter la production d'une déformation plus considérable.

Albee le fait et il a certainement de bonnes raisons pour cela.

Mais le cas idéal est, je le répète, celui d'un pottique au début, sans effondrement rachidien.

Et je dis surtout : Il ne faut pas considérer l'opération d'Albee comme une opération destinée à redresser des bossus. Jamais le chirurgien américain n'a eu l'intention de spéculer sur ce point.

C'est en somme aider la nature que d'immobiliser les apophyses épineuses tout autour d'une vertèbre en voie d'évolution caverneuse. La nature ne s'efforce-t-elle pas, en effet, pour protéger le rachis atteint de tuberculose, de réaliser l'immobilisation de la zone malade, par tous les moyens dont elle dispose. Elle a recours au spasme des muscles spinaux et abdominaux, mais ce spasme fixateur augmente l'action d'écrasement dans les corps vertébraux malades, en augmentant l'affaissement de la colonne vertébrale, qui est en outre influencé en mal, par l'action des mouvements respiratoires.

Il est évident que le fait d'immobiliser la totalité de la colonne vertébrale dans un corset plâtré, descendant très bas et remontant très haut, est une excellente chose, surtout si l'on fait garder au sujet ainsi appareillé, le décubitus dorsal prolongé dans un climat favorable.

On arrive, grâce à l'immobilisation prolongée dans le plâtre, à amener une consolidation osseuse solide au niveau des parties du squelette malade, et on obtient ainsi une guérison définitive.

Le traitement dans le plâtre demande de longues années, et ce seul reproche suffirait à lui faire préférer un mode de traitement plus rapide, s'il existe.

C'est ce moyen rapide et sûr que beaucoup de chirurgiens ont cherché avant Albee.

Lange, en 1910, présenta devant l'Association des Orthopédistes américains (*American Orthopœdic Association*) un procédé qu'il venait d'essayer, et qui consistait à placer une barre métallique sur l'un des côtés des apophyses épineuses, et à l'y fixer au moyen de ligatures métalliques.

Cette méthode ne fut pas adoptée, pour les mêmes raisons qui firent rejeter la fixation des vertèbres les unes aux autres, par des fils d'argent.

Mais l'idée lancée par Lange devenait le point de départ de recherches concourant toutes à immobiliser les vertèbres par un procédé analogue.

C'est alors que dans le *Bulletin de l'American Orthopœdic. Association*, publié le 15 mai 1911, Fred. A. Albee décrivit un procédé destiné à déterminer la soudure les unes aux autres des apophyses épineuses des vertèbres tuberculeuses, par ostéoplastie autogène, qui réalisait un progrès sensible sur les autres procédés préconisés jusqu'à ce jour.

La technique employée dans quatre cas consistait à fendre et à partager en deux moitiés les apophyses épineuses, longitudinalement, à fracturer ces moitiés à leur base, à les débarrasser de leurs attaches ligamenteuses ou musculaires, et alors à renverser une des moitiés vers le bas pour la faire entrer en contact avec la base fracturée de la moitié fracturée de l'apophyse épineuse située au-dessous, et ainsi de suite, jusqu'à ce qu'un nombre suffisant d'apophyses aient été réunies pour comprendre toute la zone atteinte, et pour comprendre dans la fixation une ou deux vertèbres saines, au-dessus et au-dessous.

Dans tous ces cas, qui intéressaient des enfants, le revêtement ligamenteux, avec ce que l'on put conserver de périoste, fut séparé des apophyses épineuses et suturé de façon à recouvrir les moitiés d'apophyses rabattues.

Cette façon de faire exigeait beaucoup de temps et obligeait à s'occuper d'une quantité de petites pièces d'os que l'on avait à installer en bonne position, ce qui compromettait le succès de l'opération au point de vue de l'ankylose à obtenir, surtout que les mouvements respiratoires mobilisaient à chaque instant toutes ces petites lamelles osseuses.

L'auteur songea donc à modifier sa technique, à cause surtout des minimes quantités d'os que contiennent, surtout chez les enfants, les apophyses épineuses, qui sont principalement formées de cartilage, et il fut amené à adopter le principe de la greffe osseuse, avec laquelle il obtint des résultats très satisfaisants.

Son nouveau procédé se résume en l'implantation d'une bande continue d'os frais, enlevée sur le tibia, suffisamment longue pour mesurer et embrasser une ou deux vertèbres saines, au-dessus et au-dessous de la zone des vertèbres malades.

Cette bande de tibia est incrustée dans une gouttière faite à l'avance en fendant les apophyses épineuses assez profondément pour que toute la greffe soit incluse entre ces deux moitiés.

Comme un cartilage incisé ou brisé tend à se cicatriser par la formation d'un cal osseux, et comme l'implantation d'une greffe osseuse dans un cartilage tend aussi à influencer le cartilage environnant de façon à le faire se transformer en os, l'avantage de l'inclusion d'une greffe osseuse (spécialement chez les petits enfants) apparaît immédiatement.

TECHNIQUE OPÉRATOIRE DE FRED. A. ALBEE

On fait une incision cutanée suffisamment longue, non pas sur le milieu du dos, et le long de la saillie formée par les apophyses épineuses, mais d'un côté ou de l'autre de la ligne médiane. Il s'agit, en somme, d'une incision courbe, en U très ouvert, pouvant donner un lambeau qui se rabattra à droite ou à gauche, laissant à découvert toute la région de l'épine dorsale. L'avantage de ce lambeau, c'est qu'une fois ramené et suturé, la ligne de suture se trouvera très en dehors de la ligne occupée par la greffe, et pas directement au-dessus de cette greffe.

On expose par dissection les extrémités des apophyses épineuses en même temps que le long tractus des ligaments interépineux.

A la pointe du bistouri, le ligament susépineux est fendu par-dessus les extrémités saillantes des apophyses épineuses, de façon à partager ce ligament en deux moitiés égales.

Les ligaments interépineux sont également fendus, en ayant soin de n'endommager aucun des muscles ou des ligaments qui s'y attachent.

Alors, avec l'ostéotome large et mince d'Albee, dont j'ai fait construire par Guyot le modèle exact, les apophyses épineuses sont partagées en deux moitiés égales jusqu'à la profondeur de 2 à 2 cm. 1/2.

Une des moitiés d'apophyses, toujours celle du même côté, est fracturée à la base de l'incision et écartée suivant l'épaisseur de la greffe à implanter.

Tous les points de l'os qui saignent sont tamponnés avec une compresse imbibée de sérum.

Il reste pour l'opérateur à déterminer l'étendue et l'épaisseur de la greffe dont il a besoin. Il doit se baser sur l'étendue de la zone vertébrale qui doit être greffée et aussi sur les efforts que la greffe aura à supporter, étant donné la région où elle sera implantée.

En général, l'épaisseur de la greffe correspondra à l'épaisseur totale du cortex du tibia, et comprendra toutes les couches de ce tibia, du périoste à la moelle.

Le lit de greffe préparé présente, d'un côté de sa gouttière, la surface incisée à l'ostéotome des moitiés non brisées des apophyses épineuses, avec, entre chaque moitié d'épine, la moitié correspondante des moitiés de ligaments sus et interépineux incisés suivant leur longueur, avec leurs insertions musculaires intactes.

L'autre paroi de la gouttière est formée par les surfaces incisées des apophyses épineuses fracturées et rabattues avec leurs moitiés correspondantes de ligaments sus et interépineux. Cela laisse les muscles et les ligaments intacts.

On détermine la longueur de la greffe par le moyen d'une baguette métallique flexible et graduée, qu'on place dans le lit de greffe et qu'on reporte ensuite sur le tibia.

PRÉLÈVEMENT DE LA GREFFE

Tandis que le patient est couché sur la table, la poitrine contre cette table, la jambe sur laquelle la greffe sera prélevée est relevée et ployée à angle aigu autour du genou.

Une longue incision est faite le long de la crête, permettant une généreuse exposition de l'os.

On reporte sur la surface antéro-interne du tibia la baguette flexible graduée avec laquelle on a pris la longueur du lit de greffe, et que l'on a pu mouler, grâce à sa malléabilité, sur ce lit de greffe. La forme de la tige retirée du lit de greffe, dans le cas de gibbosité, sera franchement courbe. Elle sera presque droite s'il n'y a pas de gibbosité.

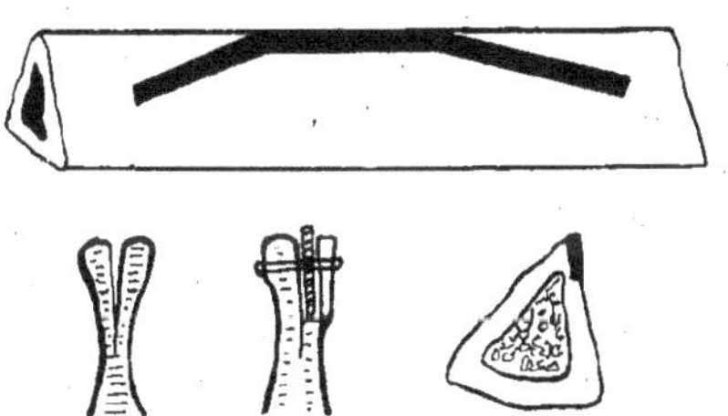

Quoi qu'il en soit, on applique cette baguette moulée dans le lit de greffe, sur la face antéro-interne plane et exposée du tibia, et à la pointe du bistouri, on en trace les contours sur le périoste, comme on le ferait avec un crayon sur une feuille de papier.

Si la greffe est droite, on n'a qu'à la prélever sur la crête du tibia, et assez épaisse pour qu'elle empiète sur la surface interne du canal médullaire.

Ce n'est que dans le cas de cyphose, je le répète, qu'on aura à tailler un greffon courbe.

Il faut que dans la partie qui correspond au sommet de sa courbe, la greffe courbe soit en ce point-là constituée aux dépens de la crête du tibia, qui est la partie la plus résistante de l'os.

On prélève cette greffe à la scie circulaire, bien que son ensemble représente une courbe. Or, la scie ne peut tailler des greffes courbes.

En réalité, la greffe n'est pas courbe : elle se compose de trois parties droites, et elle est formée par trois lignes droites, brisées.

La greffe, une fois placée dans son lit, doit être fixée solidement, au moyen de tendons de kangaroo. Les points de suture rapprochent sur la greffe les deux moitiés de l'apophyse fendue et traversent aussi la greffe transfixée en même temps que les moitiés d'apophyses. Entre chaque apophyse, les ligaments interépineux sont ramenés et suturés par-dessus la greffe.

Il ne faut pas se laisser entraîner à tailler des greffes trop épaisses. Les greffes minces sont les meilleures, car, ainsi que l'a remarqué Mac Ewen, plus petite est la greffe, plus grand est son pouvoir ostéogénétique.

Il est démontré qu'une greffe mince s'organise beaucoup plus rapidement qu'une greffe épaisse, et qu'elle est beaucoup plus précocement nourrie.

On peut donner une certaine souplesse à une greffe droite, et arriver à pouvoir la ployer suivant une certaine courbe par un artifice de technique.

Il s'agit simplement de la strier de traits de scie, comme une règle de boulanger, tout le long de sa face profonde, et la profondeur de ces traits de scie parallèles doit être environ des deux tiers ou des trois quarts de son épaisseur.

La plaie une fois suturée et pansée avec des compresses stériles, il sera très important de ne pas faire coucher le patient sur le dos, afin que la région opérée ne porte pas contre un plan résistant, surtout s'il y a cyphose. Il faudra encercler en quelque sorte la région opérée par un pourtour de coussins qui empêcheront la pression de s'exercer sur la greffe.

Le blessé devra rester couché sur le dos, sur un lit à fractures, pendant cinq semaines pour les adultes, six semaines pour les enfants (Albee). Il sera fixé aux quatre coins de son lit par un dispositif de bandes partant d'un bandage de corps qui entoure le tronc de l'opéré (1).

A la suite de l'opération, on voit disparaître aussitôt les symptômes qui avaient attiré l'attention du malade et du chirurgien. Avec un repos complet, une bonne nourriture, une aération convenable, il est de règle que les opérés puissent reprendre leurs occupations et même des travaux pénibles, six ou huit mois après l'intervention. Albee cite cependant des cas où un certain nombre de ses opérés adultes ont pu retourner à leur travail six ou huit semaines après avoir été opérés, et sans l'aide d'aucun tuteur externe.

Pour les enfants, il faudra compter qu'ils jouiront, pendant au moins un an, d'une activité réduite.

En général, au cours de la convalescence, et lorsque le malade se lève, Albee a pour règle de ne pas faire porter de corset de soutien à ses opérés. Cependant, il y a certains cas où, pour des raisons spéciales, on peut avoir recours à un corset en plâtre de Paris.

---

(1) Se reporter à l'ouvrage d'Albee où se trouvent des figures très explicites.

CHAPITRE ONZIÈME

Le traitement sanglant
de la luxation congénitale de la hanche,
par la méthode d'Albee.

En dehors des luxations de la hanche, les luxations congénitales des autres articulations sont tellement rares qu'on peut les considérer comme des curiosités chirurgicales.

La luxation congénitale de la hanche affecte surtout les enfants du sexe féminin : sur 1362 cas réunis par Hoffa, il y avait 173 garçons et 1189 filles ; parmi ces cas, 502 étaient doubles, 469 intéressaient la hanche gauche et 592 la droite.

On ne saurait donner une cause précise de l'origine de cette affection, mais le fait de son association fréquente avec d'autres infirmités signifie que l'on peut mettre la luxation congénitale de la hanche sur le même rang que les autres difformités en général. L'hérédité paraît jouer un rôle important dans la pathogénie de cette affection.

Il est important de savoir que la cavité cotyloïde ne fait jamais défaut (1) chez les porteurs de cette infirmité ; elle est toujours présente et en position normale ; mais elle est déformée ; on la voit plate, de forme triangulaire et son fond est comblé par de la graisse et du tissu fibreux. Le sourcil cotyloïdien est effacé.

La tête fémorale repose sur l'acétabulum ou bien se trouve en arrière, ou bien au-dessus.

Le déplacement de la tête s'accentue dès que le sujet se tient debout ou commence à marcher.

Cette tête peut être recouverte par un cartilage aminci et quelquefois épaissi. Elle peut être déformée et aplatie dans les points où elle est en contact avec l'os iliaque.

(1) Lorenz fait remarquer que le défaut de profondeur de la cavité cotyloïde tient uniquement au manque d'opposition de la tête fémorale. C'est la présence de la tête fémorale qui modèle la cavité cotyloïde. La fonction crée l'organe.

Le col est souvent tordu et rejeté en avant. Le ligament rond est souvent absent.

Il existe toujours des déformations du bassin. Quant à la capsule qui joue le rôle normalement dévolu au ligament rond, puisqu'elle supporte le poids du corps, elle s'épaissit et s'allonge et la partie qui passe par-dessus l'acétabulum, dans l'élévation de la tête, peut adhérer au fond de cet acétabulum et contribuer à l'obturer. On constate souvent une disposition en sablier de la capsule dont le calibre n'admet plus celui de la tête fémorale et s'oppose à sa réduction.

Ces quelques notions suffisent avant d'aborder la question du traitement.

Les deux méthodes habituelles de traitement sont : a) la réduction non sanglante de la luxation par des manipulations appropriées ; b) la réduction à ciel ouvert aidée par des manipulations.

Je laisserai de côté tout ce qui a trait au traitement non sanglant de la luxation congénitale de la hanche, me bornant à dire, toutefois, que les manœuvres de réduction réussissent très rarement et qu'il est inutile de les tenter dès que le patient a atteint l'âge de l'adolescence. Il est déjà bien tard, à 10 ans, pour essayer ces manœuvres.

Hoffa approfondit l'acétabulum en enlevant à la curette la graisse qu'il contient, le cartilage et une couche d'os, de façon à obtenir une concavité suffisante pour recevoir et loger la tête du fémur.

Il est possible, par cette méthode, d'obtenir une articulation stable, mais on a une hanche raide.

La méthode d'Albee, qu'il a appliquée avec succès dans beaucoup de cas, a été également appliquée par moi il y a quelques mois chez un garçon de 14 ans. Il s'agissait d'une hanche droite avec atrophie du membre, subluxation du tibia en arrière du fémur, et tête fémorale remontant presque au niveau de l'épine iliaque antéro-supérieure durant la marche. Ce garçon est encore en cours de traitement (1). Il a en ce moment un plâtre qui maintient sa jambe opérée dans une position parallèle à celle du membre sain. C'est la dernière étape. Tout me porte à croire que les suites opératoires seront bonnes, les résultats radiographiques montrant la tête dans un acétabulum reformé et profond.

La méthode d'Albee produit une articulation stable avec des mouvements libres et étendus, sans douleurs et sans raccourcissements.

La caractéristique la plus importante est qu'elle ménage l'acétabulum, ainsi que son cartilage, le mettant à l'abri de toute altération articulaire consécutive.

On peut décrire le procédé sous le nom de greffe en pont, destinée à remodeler l'articulation pour les luxations paralytiques et congénitales de la hanche.

---

(1) A l'heure actuelle, 20 janvier 1920, la tête joue librement dans la cavité cotyloïde et se trouve en position normale. On peut dire que le résultat obtenu est excellent.

TECHNIQUE D'ALBEE

Toutes les contractures existantes ayant été vaincues par des manœuvres manuelles ou par des incisions à ciel ouvert, et la luxation étant devenue facilement réductible par des manipulations, une incision est faite qui part de l'épine iliaque antéro-supérieure jusqu'au grand trochanter et qui se prolonge en arrière de lui de 2 cm. 1/2 à 5 centimètres en direction de la tubérosité de l'ischion.

Le grand trochanter est mis à découvert.

On détache, à l'aide de la scie circulaire, la pointe du grand trochanter, puis on la rejette en haut, avec les muscles qui s'y insèrent, ce qui donne une très bonne vue sur les parties supérieure et postérieure de la capsule articulaire et aussi sur les parties qui s'attachent à la partie supérieure et postérieure du sourcil cotyloïdien.

Au-dessus des insertions de la capsule au sourcil, la surface osseuse est soigneusement débarrassée du tissu adipeux, et, à l'aide d'un étroit et mince ciseau, l'os est incisé immédiatement au-dessus des insertions ligamenteuses, suivant une ligne demi-circulaire tout le long de sa surface postérieure, supérieure et antérieure, parallèlement au sourcil.

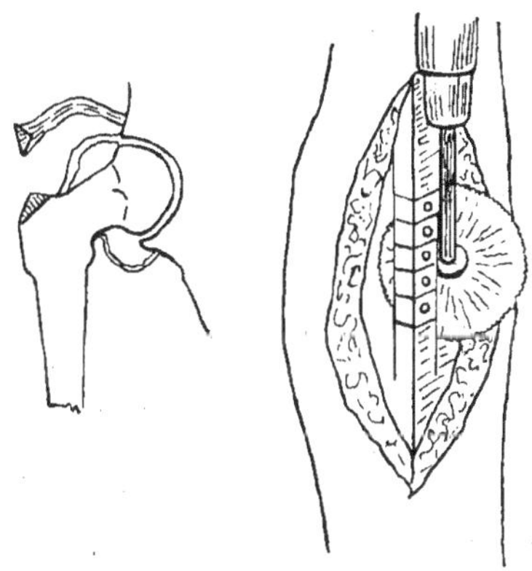

Cette incision semi-circulaire de l'os détermine un lambeau comprenant le bord supérieur courbe de l'acétabulum, avec son segment de capsule insérée, intact.

Ce segment acétabulaire courbe est rabattu avec l'ostéotome faisant levier, de façon à ce qu'il vienne surplomber l'acétabulum, et remplacer le sourcil absent, tout en restant adhérent à l'os iliaque par sa base. Ce rabattement du lambeau osseux sur la tête a pour résultat également d'augmenter la profondeur de l'acétabulum, qui n'a été ouvert à aucun moment.

Pour combler la brèche ainsi constituée sur l'os iliaque par le rabattement du lambeau osseux, on s'adresse à la crête du tibia, sur laquelle on prélève une baguette d'os, longue de 4 à 5 centimètres, de forme triangulaire à la coupe. On fait agir la scie de telle façon que sa lame attaquant la face antéro-interne de l'os à un demi-centimètre au-dessous et parallèlement à la ligne de la crête, ressorte à un demi-centimètre au-dessous de cette crête sur la face externe du même os.

Ce greffon, avant d'être détaché, on le débite à la scie en petits morceaux au nombre de trois ou quatre, et on fait au préalable un trou sur chacun des morceaux.

On introduit alors en coin chacun de ces morceaux de coupe triangulaire, dans la brèche qui a la même forme et on le fixe à l'os iliaque par des petites chevilles d'os fines.

Il n'est même pas besoin de fixer ces bouts d'os, car il suffit de suturer par-dessus la brèche les parties molles à la capsule raccourcie.

Il est indispensable, en effet, de raccoucir cette capsule devenue très lâche.

Pour cela, on prend un ris sur elle (terme de marine assez expressif) par un rang de sutures matelassées au tendon de kangaroo, placées à angle droit et perpendiculairement à l'axe du col du fémur.

Les points sont placés de façon à faire le ris sur la capsule à égale distance des insertions supérieures et inférieures de cette capsule.

Je me bornerai à ces descriptions des deux opérations les plus importantes dues à Albee pour le traitement de deux affections extrêmement communes.

Le chirurgien américain applique sa méthode à bien d'autres cas, mais je n'ai pas entrepris de traduire son ouvrage, et je conseille aux chirurgiens curieux de connaître ses procédés de se reporter à ce livre.

De très nombreuses radiographies y seront vues, qui montreront sur le vif les résultats remarquables obtenus par une technique que je ne saurais trop recommander et que j'ai pour ma part adoptée complètement.

Je signalerai notamment, à la page 273 et suivantes, celles empruntées à Murphy, qui montrent les progrès successifs de la réfection d'une tête humérale, par une greffe tibiale installée pour remplacer le tiers supérieur de l'humérus.

C'est là le véritable traitement des articulations ballantes, et je suis convaincu que des résultats encore supérieurs seraient obtenus si, autour de la greffe-tuteur par incrustation, appliquée dans les cas de Murphy entre l'humérus et la glène, on disposait en virole des greffes ostéo-périostiques en copeaux, à la façon de M. Delagenière.

Mais tout est à lire dans le livre d'Albee et sujet à méditations fécondes.

J'espère avoir bientôt la satisfaction de présenter une traduction française de son dernier ouvrage : *Orthopedic and reconstruction Surgery*, si rien ne vient se mettre en travers de ce projet.

TABLE DES MATIÈRES

ALENÇON. — IMP. GEO. SUPOT.

IMPRIMERIE
GEORGES SUPOT
ALENÇON

9 782329 101934